儿科常见疾病临床诊疗

主编 张雪宇 唐 静 曾昭成 黄玉玲 许锦姬 谢桃红

郑州大学出版社

图书在版编目（CIP）数据

儿科常见疾病临床诊疗／张雪宇等主编. — 郑州：郑州大学出版社，
2023.10（2024.6 重印）
ISBN 978-7-5645-9914-0

Ⅰ．①儿… Ⅱ．①张… Ⅲ．①小儿疾病 – 常见病 – 诊疗
Ⅳ．①R72

中国国家版本馆 CIP 数据核字（2023）第 175407 号

儿科常见疾病临床诊疗

ERKE CHANGJIAN JIBING LINCHUANG ZHENLIAO

策划编辑	李龙传	封面设计	苏永生
责任编辑	李龙传 杨 鹏	版式设计	苏永生
责任校对	刘 莉	责任监制	李瑞卿

出版发行	郑州大学出版社	地 址	郑州市大学路 40 号（450052）
出 版 人	孙保营	网 址	http://www.zzup.cn
经 销	全国新华书店	发行电话	0371-66966070
印 刷	廊坊市印艺阁数字科技有限公司		
开 本	710 mm×1 010 mm 1／16		
印 张	8.75	字 数	154 千字
版 次	2023 年 10 月第 1 版	印 次	2024 年 6 月第 2 次印刷

书 号	ISBN 978-7-5645-9914-0	定 价	69.00 元

本书如有印装质量问题,请与本社联系调换。

作者名单

主　编　张雪宇　唐　静　曾昭成　黄玉玲
　　　　　许锦姬、谢桃红

副主编　杜丽娜　羊钦裕　王克华　徐春雨
　　　　　许德军　何秀琼　骆学东　吴福根
　　　　　陈　勇　蔡红珍　汤　茜　山浩明

编　委（以姓氏笔画为序）
　　　　　山浩明　南京医科大学附属儿童医院
　　　　　王克华　中山市横栏医院
　　　　　羊钦裕　电子科技大学医学院附属绵阳医院·
　　　　　　　　　绵阳市中心医院
　　　　　汤　茜　暨南大学附属顺德医院
　　　　　许锦姬　深圳市宝安区妇幼保健院
　　　　　许德军　高邮市中医医院
　　　　　杜丽娜　成都市妇女儿童中心医院
　　　　　吴福根　浙江省温岭市第一人民医院
　　　　　何秀琼　广州市新塘医院
　　　　　张雪宇　广东省东莞市妇幼保健院
　　　　　陈　勇　成都市龙泉驿区妇幼保健院
　　　　　骆学东　内蒙古妇幼保健院
　　　　　徐春雨　内蒙古自治区人民医院

1

唐　静　成都市双流区妇幼保健院

黄玉玲　广东省东莞市妇幼保健院

曾昭成　重庆市永川区儿童医院、解放军第 904 医院

谢桃红　资阳市人民医院

蔡红珍　珠海市金湾区南水镇卫生院

前 言

近十几年来,儿科临床实践的新技术和新方法不断涌现,许多疾病的预后和转归也朝更好的方向发展。儿科是一个特殊的科室,患者从呱呱坠地的新生儿,到朝气蓬勃的少年,儿科医生面对的大多是不能表达或表达不那么准确的一类特殊人群,这就要求儿科医生不仅要有过硬的临床技术,而且要有人文关怀。儿童是天真无邪的、是祖国的未来、是家庭的希望,因此儿科医生身上的责任重大,这就要求儿科医生工作时要更加严谨、有责任心,同时要不断地学习临床知识。为了适应社会的发展,满足广大从事医疗工作的医护人员的要求,进一步提高儿科从业医生的诊疗水平,我们六位儿科临床一线医生特意编写了此书,供基层儿科医生阅读和借鉴。

本书内容包含儿科各系统的常见病和多发病,每种疾病均以概念为先导,详细介绍了发病原因、发病机制、临床表现、并发症、诊断、鉴别诊断、治疗技巧、预后及预防等。在撰写体例上本着简明、实用的原则,文字简练,实用性强,使读者能较快掌握疾病的诊断及具体治疗方法,同时也能了解近年来国内外儿科领域的新进展,对从事临床儿科的专业工作者和相关专业的人员有一定的指导作用。

随着医疗技术的发展,儿科疾病诊断与治疗技术日新月异,加之作者水平和经验有限,故书中可能有疏漏或不足之处,恳请广大读者,由其是医务工作者积极批评指正,以便我们更好地总结经验,共同进步,提高儿科疾病诊疗水平。

编 者

2023 年 6 月

目录

第一章 儿科基础

第一节 儿科年龄分期

根据儿童的生理、结构、病理和心理特征,将其年龄分为7个时期。儿童的发展和身体发育是一个持续的过程,有不同阶段的多样化和一体化。因此,应该采取全面和战略性的方法来解决儿童发展和发育过程中的问题,以促进健康、医疗和心理健康的工作。

一、胎儿期

这一时期是指从受精卵形成到胎儿分娩的过程。这段时期正常为37 ~ 40 周。临床上,胎儿在母体内生长的过程分为以下 3 个阶段。

(一)妊娠早期

妊娠前12 周。在这个时期结束时,胎儿初步形成,可以看出外部生殖器。

(二)妊娠中期

妊娠13 ~28 周,胎儿的各个器官在这段时间内迅速生长,功能逐渐成熟,肺泡结构基本完善,已具有气体交换的功能,胎龄 28 周时体重约有 1 000 g,故常以妊娠 28 周定为胎儿有无生存能力的界限。

(三)妊娠后期

妊娠28 ~40 周,此期胎儿所需营养完全由母体提供,孕妇的健康、营养、疾病、情绪、环境等直接影响胎儿的生长和发育。因此,做好妊娠期胎儿保健非常重要。

二、新生儿期

从出生后结扎脐带至28 d的时期称为新生儿期。这个时期,婴儿刚刚离开母亲的体内,开始独自存活。内外部环境发生了巨大变化。由于体质和适应能力差,易出现损伤、窒息、溶血、感染等疾病,死亡率比较高。因此,新生儿出生后的保健非常重要,应特别注意保持身体温度、喂养、卫生和触摸等护理。我们国家最常用的围产期是从孕龄28周到新生儿出生后7 d。这一时期的死亡情况是评估一个国家或地区妊娠和儿童护理有效性的重要指标,因此在临床实践中是非常关键的。

三、婴儿期

从婴儿出生到1岁这个阶段被视作婴儿期。在这段时间里,孩子的成长迅速,身体的长度在1年中可增长50%,体重可增加200%。因此,这个时期对营养和能量的需求很高,但此时婴儿的消化和吸收功能仍然不完善,容易出现消化功能紊乱和营养不良的现象。同时,免疫系统较弱,感染的风险很高。因此,在儿童时期,我们应该提倡母乳喂养和营养训练,并做好预防接种工作。

四、幼儿期

1~3岁的这段时间被称为幼儿期。在这一时期,身体发育减慢,但活动量增加,与周围物质的接触增加,智力迅速发展。这是一个语言、思想和能力发展的时期。这个时候应该重视早期教育、心理的培养和卫生行为的形成。在这个时期,孩子们有强烈的好奇心,无法识别危险因素和自我保护,有必要特别注意安全以防止受伤。

五、学龄前期

3~6岁这段时间属于学龄前期。这一时期的身体生长速度较快,智力发育更趋完善,求知欲和模仿性强,具有良好的可塑性,因此有必要开始关注高品质素质的培养,尤其是培养良好的行为和生活方式。学龄前儿童易患免疫性疾病,如肾炎、风湿热等,且因接触面广,仍可发生意外伤害,亦应当注意预防。

六、学龄期

6～12岁这段时间称为学龄期。此期儿童体格和智力发育旺盛,到学龄期末除生殖系统以外其他器官发育已接近成人水平。这个时期是学知识、接受文化教育、培养综合素质的关键阶段,要注意防护情绪、精神、心理行为问题,以及加强视力、牙齿保护。

七、青春期

女孩从11～12岁到17～18岁,男孩从13～14岁到18～20岁,称为青春期。此期身体发育迅速,呈现第二个高峰。第二性征出现,生殖功能基本发育成熟,但由于神经内分泌调节不稳定,加上社会环境的影响,容易造成精神、行为和心理的不稳定,可出现心理障碍、癔症;女孩易出现月经不调、痛经等。这个时期除注意加强文化和科学知识学习外,要特别重视道德品行和心理健康教育,引导树立正确的人生观。此外还要注意营养,加强体格锻炼和生活能力的培养。

◀◀ 第二节 生长和发育规律及其影响因素

生长和发育是从受精卵发育到成年人的全过程,是儿童与成人差异的主要因素。生长和发育是指儿童体内各种组织、器官和系统的生长和功能的不同过程。生长是儿童身体各个器官和系统的增长和形态变化,是数量的增加;发育是指生长细胞、组织和器官分化和激活的不同过程,这是一个动态因素,与增长和发展相关。生长是发育的物质基础,身体、器官和系统的生长和发育在维持的变化中受到影响。临床上常把生长和发育简称发育。

人体各器官、系统生长、发育的加速和排序符合某些政策,儿童保育工作者需要了解这些政策,以便评估儿童生长、发育,并提出具体指导意见。

一、生长和发育规律

(一)生长和发育是持续的过程和阶段

生长和发育贯穿儿童整个成长过程,但增长率遵循分阶段模式。例如,出生后,体重和身长在第一年生长较快,尤其是在生命的最初几个月。第一年是产后第一次生长的高峰,第二年后生长逐渐放缓。到了青春期,生长加速,导致了第二个生长高峰。

(二)每个系统器官发育不平等

每个器官系统的发展和生长都遵循一定的规律,并有其自身的发展趋势以适应不断变化的环境。如大脑首先生长,大脑的生长速度在生命的前2年较快;儿童淋巴系统生长很快,在青春期前达到一个高度,随后渐渐降低到成人水平;生殖系统的发展是显而易见的,通常较晚。在青春期之前,生殖系统还处于婴儿期。从青春期开始,我们的生殖系统在短短几年内开始快速成熟;心脏、肝脏、肾脏和肌肉等其他器官、系统的发育与身体发育平行。各种器官、系统的不均匀生长和发展导致波浪传播和快速增长曲线。

(三)生长和发育的一般规律

生长和成长遵循自上而下、近距离、粗糙到高质量、低到高、由易到难的规律。出生后运动发育的模式是:先抬头,然后挺胸,然后坐下、站起来、走路(从上到下);从手臂移动到手,从腿移动到脚(从近到远);从手掌整个握拳到手指选择(从粗到细);先画一条直线,然后画圆和形状(从简单到复杂);从可以看到、听到、感觉、理解事物发展为记忆、思考、分析和判断(从低到高)。

(四)生长和发育的个体差异

虽然婴儿的生长和发育有其特定的模式,但受遗传、营养、性别、环境、教育等因素的影响,一些因素有着突出的个体差异,因此,任何正常值都不是绝对的,必须考虑影响个体的不同因素,根据每一个小儿发育的具体情况才能做出正确的判断。

二、影响生长和发育的因素

小儿的生长和发育具有明显的个体差异,这是由许多影响生长和发育的因素决定的,可分为两类:遗传和环境,后者包括营养状况、疾病、父母状况、生活环境、社会地位等。

(一)遗传

孩子的特征、能力和成长发展趋势都受父母基因、民族、家庭环境、家庭遗传等显著影响,具体表现如皮肤、头发颜色、面部表情、身高和疾病易感性。除以上情况外,应对遗传代谢异常、内分泌紊乱和染色体异常等疾病重点关注,因为这些不易被人发现的疾病会成为儿童正常生长和发育的障碍和隐患。

(二)营养状况

必须为儿童的成长和发展提供充足的营养和适当的食物组合,以增加他们的发展潜力。胎儿宫内营养不良不仅会影响儿童身体的发育情况,而且还会严重影响大脑发育;产后功能不全,特别是第1~2年,会直接影响儿童的体重和身高,降低免疫反应和神经控制功能,也会影响成年人的健康。

(三)性别

男孩和女孩的发展和生长都有自己的规律和特点。例如,女孩比男孩早1~2年进入青春期,但她们的平均生长速度低于男孩。这是因为尽管男孩进入青春期较晚,但其持续时间比女孩长,因此最终的身体发育率高于女孩。在评估儿童的成长率和发展水平时,应分别以男女标准为基础。

(四)疾病

疾病对生长和发育的影响是非常明显的。疾病的发生往往会导致体重下降;对体重和身高的长期不良影响内分泌疾病通常会导致骨骼生长和大脑生长迟缓;先天性心力衰竭、糖原贮积症等先天性疾病对生长和发育有许多明显影响。

(五)孕妇情况

胎儿在子宫内的发育受到许多因素的影响,如母亲周围的环境、摄入的营养、情绪和疾病。如孕妇营养不良会导致流产、早产、死胎和胎儿大脑发育迟缓;孕妇受到某些化学物质、辐射等影响,会对胎儿的生长产生较大影响。

因此,遗传决定了生长和发育的能力,而生长和发育受到各种外部因素的影响和控制。这两个因素的结合决定了每名儿童的成长和发展水平。作为1名儿科医生,有必要认识到这些因素的作用,正确识别和评估儿童的生长和发育,快速发现问题、找出原因并加以纠正,以确保儿童的正常生长和发育。

第三节 体格生长

一、体格生长常用指标

临床上最常用的是体重、身长(身高)、坐高(顶臀长)、头围、胸围、上臂和皮下脂肪。

(一)体重

体重是器官、系统和体液的总重量,是儿童生长和营养状况的重要指标;它也是医院医师计算药物、血容量和热量的基础之一。

新生儿的体重与出生体重、胎龄、性别及胎儿营养有关。儿童体重的增长速度不是恒定的。年龄越小,增长速度越快,第一个生长期发生在出生到6个月之间。在新生儿出生后的头3个月,每月增加700~800 g;第1个月增加1 000 g;4~6个月时每月增加500~600 g;7~12个月时每月增加300~400 g。因此,孩子出生后3个月的体重约为出生时的2倍,到1周岁时婴儿体重大概为出生时体重的3倍。2岁时体重大约是出生时的4倍。随后体重增长速度放缓。进入青春期后,由于激素作用,身体生长的速度再一次加快,持续2~3年。

小儿体重可按以下公式计算(单位:kg):<6个月婴儿体重=出生体重+月龄×0.77;12个月婴儿体重=6+月龄×0.25;2岁至青春前期体重=年龄×2+7(或8)。

测量方法:排空大小便,脱去小儿衣帽,矫正体重计指针为"0"。新生儿和婴儿用磅秤,精确读数到10 g;儿童用50 kg的拉杆秤,精确读数到50 g。儿童体重增长过快、过多,常见于儿童肥胖症;体重增长过少或不增加,常见于营养不良。

（二）身长（身高）

从头顶到脚底的垂直长度就是身长。3岁以内的儿童通常采取仰卧位进行身长的测量，而3岁以上的儿童通常按照身高以直位测量。直位和仰卧位的参数之间的差异为1～2 cm。

身体生长与民族、家族传承、进食的营养与否、内分泌、运动和疾病等因素有关，但疾病的严重程度和短期营养并不影响身体的长期生长。体长的增长模式与体重相对应，生长速度比年轻时更快。孩子出生时的平均身长为50 cm，出生后第1年生长最快，每年增长约25 cm。生长的前3个月为11～12 cm，相当于后9个月的生长，因此1岁时的身长约为75 cm。第2年，身体生长的速度减慢，全年增加约10 cm，这意味着2岁时身长为85 cm。2岁后，身体发育逐渐平稳。故2～12岁身长的估算公式为：年龄×7+70（cm）。

长期身体发育的第二个高峰出现在青少年早期，其增长率是幼儿的2倍。通常来说，女孩要比男孩早2年迈入青春期，因此女孩在10～13岁时通常高于同龄男孩；尽管男孩的青春期开始时间较晚，但持续时间比女孩长，因此男孩成年后的身高通常高于女孩。

头部、背部和下肢的生长导致身体长度增速不均匀，头在生命的最初几年生长得最快，其次是脊椎；较低的肢体成熟时生长最快。因此，不同年龄的人的身高与头部、臀部和下肢的比例各不相同。一些疾病会导致身体不同部位的差异，这需要上部量（从头顶到耻骨联合顶部）和下部量（从耻骨联合上边缘到脚底）来帮助确定。婴儿的上部量大于下部量（肚脐的中间部分为中点）；随着下肢长骨的发育，中间点向脐下移动。巨人症常见身长增加过快、过多，侏儒症常见增加过慢、过少。

（三）坐高（顶臀长）

这个是指从头的顶端到坐骨结节的距离。在躺着的时候对3岁以下的儿童进行评估，称为冠臀长度。坐高的增加代表着头部和背部的生长。下肢的生长速度随着年龄的增长而增加，坐高占身高的百分比随着年龄的增加而下降，从出生时的0.67下降到14岁时的0.53。

（四）头围

头围是指从眉骨上缘到后脑周围枕后结节的长度。头部头尾大小与大脑的发育密切相关,胎儿大脑的发育一直处于全身的领先地位。因此,刚出生的头围较大,为 33～34 cm。第 1 年,头围增加约 12 cm,这导致 1 岁时的头围约为 46 cm。第 2 年以后,头围的发展逐渐放缓。2 岁时,头围约为 48 cm,5 岁时约为 50 cm,15 岁时头围接近成年人,为 54～58 cm。头围是 2 岁时大脑发育评估的重要指标。头围小通常表示大脑发育不全,而头围大则表示大脑内有脑积水的可能。

(五)胸围

胸围是指胸部周围从乳头下部到肩胛骨下部绕胸 1 周的长度,取呼气和吸气的平均量。胸循环的大小与肺和胸部的发育有关。出生时,胸部的平均直径为 32 cm,比头部小 1～2 cm。大约 1 年后,胸围与头围差不多大小。1 岁以后胸围会逐渐超过头围,差值约为孩子的年龄减 1。胸廓变形常见于佝偻病、先天性心脏病等。

(六)上臂围

上臂围代表手臂肌肉、骨骼和皮下脂肪的生长,反映了儿童的营养摄入。上臂在出生后 1 年内迅速增加,但在 1～5 岁时增速逐渐放缓。在无法对体重及身高进行测量的情况下,5 岁以下儿童可以测量上臂围以反映其营养状况:>13.5 cm 的表示营养良好;中等营养为 12.5～13.5 cm;<12.5 cm 被认为是营养不良。

二、与体格发育有关的各系统发育

(一)骨骼

1.颅骨　骨骼增强主要通过头部周长、骨缝线的闭合以及前、后囟门闭合的时间来测量。颅骨缝合线在出生时可以稍微分离,在出生后 3～4 个月时闭合;出生时已经闭合或几乎闭合的后囟,应在出生后 6～8 周内闭合;前囟 1.0～1.5 岁闭合,最迟不超过 2 岁。

术前诊断在临床治疗中很重要,因为大小和张力的变化都表明了一定程度的疾病。如前囟和旋小头早期闭合显示大脑发育不良;前囟闭合延迟见于脑积水和甲状腺功能减退。

2.脊柱　脊柱的发育情况也能反映椎骨的发育情况。孩子的背部是直的,没有弯曲;大约 3 个月后,当孩子仰头看的时候,出现了第 1 次弯曲,即颈椎前凸;大约 6 个月后,第 2 次曲胸后凸发生在坐姿;1 年后可站立并出现第 3 次弯曲——腰椎前凸;在 5 ~ 7 岁时,韧带形成良好,弯曲固定。这些弯曲的形成使身体保持平衡,并允许直线行走。坐、站和在身体上行走,以及骨骼状况,如结核病等,都会影响脊椎发育。

3. 骨的发育 包括骨化和发育。它始于胚胎阶段。骨化有两种形式,其中一种是膜质骨,包括颅骨和面骨。膜化骨是间充质细胞向成纤维细胞转化,形成结缔组织。开始骨化膜的某些部分,成为骨化的中心,并逐渐扩大,完成骨修复。另一种类型是软骨内骨化,包括躯干和四肢骨骼,以及颅骨。软骨内骨化是间充质细胞进化为软骨原基,然后成骨细胞的成骨激活形成原始骨化位点的过程。未来,还会出现继发性骨化部位。骨化部位继续扩大,最终所有软骨原基骨化。原发骨化与继发骨化相互治疗,实现骨修复。骨化部位的数量可以影响骨长度的增长。骨生长因子,即骨龄,通常是通过使用 X 射线测量儿童长骨骨骺端骨化部位的数量来确定的,腕部骨化中心发育顺序如下。①3 ~ 4 个月:头、钩骨。②2 ~ 3 岁:三角骨。③3 ~ 5 岁:月骨及大、小多角背。④5 ~ 6 岁:舟骨。⑤6 ~ 8 岁:尺骨远端骨化中心。⑥9 ~ 10 岁:豌豆骨。在 8 岁之前,在手腕骨化的情况下,心脏的数量大约是年龄加 1。骨龄是一个独立的生长指数,不依赖于年龄和发育的变化。对骨龄变化的定性分析对于评估儿童的自我生长和内分泌质量很重要。

(二)肌肉及皮下脂肪

1. 肌肉组织的发育 胎儿期组织发育较弱。出生后,孩子逐渐长大,拥有强壮的身体和四肢。婴儿出生时的肌肉张力很高,在 1 ~ 2 个月后逐渐减少,他们的腿可以伸展、弯曲和放松。当孩子的体能增加时,他们会坐、爬、站、走、跑、跳,加速肌肉的发育,使肌肉变厚,提高肌肉功能和体能。学龄前儿童随着生长和发育,皮下脂肪变薄,肌肉生长;学龄儿童的肌肉比婴幼儿的肌肉强壮;肌肉发育在青春期尤为突出,且男孩比女孩更明显。肌肉发育与营养和运动有关,因此有必要确保儿童的健康饮食,并鼓励儿童在体育活动、篮球活动、游泳等运动中多锻炼。运动可以促进肌肉发育,消耗体内脂肪,避免过度肥胖,预防肥胖,使儿童更灵活、更有活力。

2. 脂肪组织的发育 脂肪组织的发育主要涉及细胞数量和体积的增加,出生时脂肪组织占体重的 16%;第 1 年增加到 22%;然后它逐渐减缓,到 5 岁时只占体重的 12% ~ 15%。未来,这一比例将一直保持,到青春期前期身体生长开始加速时,脂肪组织占体重的比例继续增加,尤其是女孩,占24.6%,大约是男孩的2倍。因此,大多数年轻女孩看起来有些胖。皮下脂肪占全身脂肪的50%以上,测量皮下脂肪的厚度会影响全身脂肪的比例以及肥胖或营养不良的程度。在临床上,扫描通常是对肱二头肌、肱三头肌、肩胛角或髂嵴进行的。

(三)生殖系统发育

生殖系统发育是由内分泌系统的下丘脑-垂体-性腺轴控制的。从出生到青春期,儿童性腺轴的位置处于非常低的水平。生殖系统处于不规则状态,仍然是孩童状态,在大约10岁时,下丘脑对性激素负表达的敏感性降低,促性腺激素释放激素(GnRH)的分泌增加,增加垂体分泌卵泡刺激素(FSH)、黄体生成素(LH)和生长激素的速率。儿童进入青春期,性腺和性特征开始发育。青少年分为3个阶段:青春期前,10~13岁,女孩比一般男孩早2年开始,身体发育开始加速,第二性征显现;在青春期中期,14~16岁,出现了第二个身体发育高峰,第二性征的所有特征都出现了;青春期后期,17~20岁,在此期间,生殖系统发育成熟。青少年生长和发育的开始和持续时间受到各种因素的影响,每个人的身体差距也很显著。

1.男性生殖系统发育　男性生殖器官包括睾丸、附睾和阴茎。出生时,大多数睾丸会下降到阴囊位置,大约10%的男婴仍然可以以某种方式下降,通常在1年内完成,少数未降者即为隐睾。在青春期以前,男孩外阴处于幼稚状态,睾丸容积2.0 mL左右,阴茎长度<5 cm。待睾丸容积增至>3 mL时即标志青春期的开始。一般在10~11岁时睾丸、阴茎开始增大,12~13岁时开始出现阴毛,14~15岁出现腋毛、声音变粗,16岁后长胡须,出现痤疮、喉结,肌肉进一步发育。全程历时约5年或更久。

2.女性生殖系统发育　出生时,卵巢发育良好,但卵泡仍处于原始状态。在儿童时期,卵巢发育非常缓慢,进入青春前期后,在增强的促黄体生成激素和促卵泡激素的刺激下,女孩卵巢内即见卵泡发育,乳房出现硬结,标志其青春期的开始。通常在9~10岁时乳房初现,骨盆开始增宽;10~11岁阴毛初现,13岁左右时出现初潮。整个过程持续5~6年。

第二章　呼吸系统疾病

第一节　急性上呼吸道感染

急性呼吸道疾病通常分为急性上呼吸道疾病和急性下呼吸道疾病。急性上呼吸道感染(AURI)是指从鼻子到喉咙的严重疾病的统称,这是最常见的疾病。大约90%的患者是由疾病引起的,而且大多数是继发于传染病的,是儿童最常见的疾病。它还被诊断为"慢性鼻咽炎""慢性咽炎""慢性扁桃体炎",可以概括为上呼吸道疾病,通常简称为"上感"。严重的呼吸窘迫每年都会发生,冬季和春季出现的频率最高。常引起口腔、中耳、眼睛、颈部病变等邻近器官疾病。

一、发病原因

通常是由疾病引起的,占原发性呼吸道疾病的90%以上。感染后,呼吸上皮失去抵抗力,细菌可以在良好的条件下进入,从而导致感染。

(一)常见病毒感染

1. 鼻病毒(rhinovirus)　有100多种不同的血清型,冠状病毒的分离应该使用特定的方法。两者都是常见病。感染的症状主要是位于上呼吸道,通常是在鼻子里。

2. 柯萨奇病毒(parvovirus)及埃可(ECHO)病毒　这些病毒很小,属于微小病毒,通常会引起鼻咽感染。

3. 流感病毒(influenza virus)　有3种血清型,分别为甲型、乙型和丙型。甲型由于其抗原结构的广泛变化而可能导致大流行,估计每10～15年发生1次。乙型传染病流行性很小,很罕见。丙型通常只会引起散发传染性和轻度感染。以上3种儿童呼吸道疾病通常会引起肝脏损伤,也会引起喉咙、气管、支气管炎、毛细支气管炎和肺炎。

4. 副流感病毒(parainfluenza virus) 有 4 种血清型。1 型被称为"红细胞吸附病毒 2 型"(HA2);2 型被称为"咆哮类病毒"1 型(HA1),通常会导致肺癌,并且咆哮往往致命;3 型是一种地方性传染病,全年都可能发生。它具有很强的传染性,可导致婴儿气管炎和肺炎。他们中的大多数人可以在 1 岁内被感染;4 型,也被称为 M-25,很罕见,会导致儿童和成人的呼吸系统问题。

5. 呼吸道合胞病毒(respiratory syncytial virus) 只有一种类型,即婴幼儿强烈呼吸道感染,可引起小范围流行。1 岁以下婴儿约 75% 患有肺炎,约 30% 患有食管、腹部、肺部和支气管感染。毛细支气管炎的发病率在 2 年后下降,5 年后仅出现轻微呼吸道感染,呼吸道感染率有所下降。

上面提到的最后三种病毒都是黏液病毒,其中副流感、合胞呼吸道疾病和冠状病毒在上呼吸道感染中更常见。

(二)肺炎支原体感染

肺炎支原体,也称为肺炎疟原虫或胸膜肺炎微生物(PPLO),会导致癌症,常感染上肺部。肺炎支原体感染常见于 5～14 岁的儿童。

(三)常见细菌感染

它只占第一次上呼吸道感染的 10% 左右。引起上呼吸道感染的第二次性交主要分为 β 溶血性链球菌 A、肺炎球菌、流感嗜血杆菌和葡萄球菌,其中链球菌主要引起第一次慢性咽炎。卡他性奈瑟菌是一种鼻腔传染病原体。有时可在呼吸道发展为致病菌,并有增加趋势,但低于肺炎链球菌和流感嗜血杆菌。总结:儿童营养不良、不锻炼或超重、过敏往往会导致呼吸衰竭,因为他们无法保护身体。尤其是患有消化不良和第一种抗病毒或后天免疫功能丧失综合征的儿童,在这一流行病期间经常出现严重症状。在气候变化较多的冬、春季节,将导致更多的传染病。需要指出的是,上呼吸道疾病的发生发展不仅取决于入侵细菌的种类、毒性和数量,还与宿主免疫功能和环境有关。在拥挤的区域、空气污染、被动吸烟或间接吸入烟草,会降低呼吸道的局部保护能力,促进细菌的生长和再生。因此,加强体育锻炼、提高食品质量和环境卫生对预防传染病非常重要。

（四）非特异性炎症

急性扁桃体炎属于急性咽炎，其病程和并发症与急性咽炎并不一致。因此，它可以作为一种单独的疾病或与咽炎相关的疾病进行治疗。由该疾病引起的人扁桃体表面有时可见白色渗出物，面壁及咽后壁可见小程度溃疡。脸颊黏膜充血，大量出血，但黏膜表面光滑，可以区分麻疹。链球菌感染，通常在 2 岁以上，发病时有许多症状，如发热、感冒、呕吐、头痛、腹痛等。后来，咽部疼痛轻或重，吞咽困难，扁桃体常弥漫性红肿或滤泡性脓性渗出物同时发生，如果患者舌头又红又厚，不及时治疗，很可能发生鼻窦炎、中耳炎和颈部淋巴结炎。

二、发病机制

由于缺乏适当的保护，儿童容易出现呼吸道感染。如通过飞沫、含有细菌的液滴或杂质传播；当机体的免疫力低下时原有的细菌或从外部进入的细菌数量也会增加，从而导致感染；支气管高反应性的存在，一些婴幼儿可能会因呼吸道疾病等多种因素而引起上呼吸道疾病。

三、临床表现

这种疾病的严重程度差异很大，年龄较大的儿童症状通常不严重，年龄较小的儿童症状则严重得多。

（一）潜伏期

潜伏期一般是 2~3 d 或更久。

（二）轻症

仅出现在鼻腔的症状，如流鼻涕、打喷嚏、鼻腔堵塞，以及流泪、轻度咳嗽或喉咙痛，通常会在 3~4 d 内好转。如果该病与鼻咽相关，常有发热、咽痛、扁桃体炎，以及咽部侧壁的肿瘤和增生，有时肿瘤会轻微肿胀。发热可持续 2~3 d 或 1 周。这通常会导致婴幼儿呕吐和腹泻。

（三）重症

体温可达 39~40 ℃或更高，伴有寒战、头痛、经常虚弱、食欲缺乏、睡眠不安。由于鼻咽的分泌物，会引起咳嗽。当喉咙微微发红，在疱疹和溃疡期间,它被称为疱疹性咽炎。有时红肿会影响扁桃体,毛囊会出现脓性渗出物。咽部疼痛和身体症状,伴有鼻腔和咽部分泌物由稀变浓。原发性下颌下淋巴结病,敏感性高。如果炎症影响鼻子、中耳或气管,可能会出现类似的症状,身体症状也可能更严重。应注意发热和胃病,并与其他疾病进行鉴别诊断。由急性呼吸系统综合征引起的发热在婴儿中很常见,发生在发病后1 d内,这种情况很少见。腹痛很严重,经常发生在肚脐附近,缓解时没有疼痛。事情发生得很早,有时类似于主要由肠系膜淋巴结炎引起的阑尾炎的症状。

(四)病程

轻度病例的发热持续时间从1~2 d到5~6 d不等,但在严重病例中,发热可以持续1~2周,有时低热可以持续几周。由于致病源没有被切除,恢复需要更长的时间。

四、并发症

如果上呼吸道感染不能及时治愈,可能会导致许多问题。婴儿常并发急性心肌炎、气管炎、肺炎等,年龄较大的儿童可并发肾炎、风湿热、鼻窦炎等。这些问题可分为以下3类。

(一)感染蔓延至附近器官

病毒从鼻咽传播到附近的器官。较常见的传染病有结膜炎、鼻窦炎、口腔炎、喉炎、中耳炎。其他包括咽侧壁肿瘤、扁桃体周围肿瘤、上颌骨髓炎、气管炎和肺炎。

(二)感染播散到全身

细菌通过血液循环传播到全身。当细菌感染引起败血症时,可引起溃疡,如皮下脓肿、脓胸、心包炎、腹膜炎、关节炎、骨髓炎、脑梗死和尿路感染。

(三)变态反应性疾病

感染性和过敏性疾病,可诱发风湿热、肾炎、肝炎、心肌炎、紫癜、类风湿关节炎等。

五、诊断

缺少特异性诊断检查。

（一）血象

白细胞的分布情况,在感染或患病细胞的分化程度评估中具有一些意义。前者的白细胞正常或减少,而后者的总白细胞增加。该病主要由感染引起,主要是白细胞不多,但早期白细胞和中性粒细胞比例较高;当发生细菌被感染时,总的白细胞容量会增加。在严重的情况下,白细胞计数仍然会减少,但中性粒细胞百分比也会增加。

（二）心电图

如有必要,进行心电图检查以确定是否发生心肌损伤。

（三）X 射线检查

做胸部 X 射线检查以确定是否有支气管炎或肺炎。

六、鉴别诊断

根据临床表现不难诊断,但需与以下疾病鉴别。

（一）急性传染病

诊断通常可以根据临床表现和体征进行。然而,一些传染病,如儿童瘙痒、麻疹、百日咳、猩红热、脑膜炎等,都有类似呼吸道感染的前驱症状。因此,有必要认真询问病史,注意当地情况,并结合流行病学、身体征象,并注意病情的进展,以便做出正确的诊断。如果扁桃体有大片膜性渗出物或在扁桃体上方,应判断是否为白喉。如果扁桃体分泌脓性分泌物,应考虑链球菌疾病。一般来说,咽喉涂片是用来检测细菌的,必要时可进行细菌培养。

（二）败血症和脑膜炎

如果咽炎伴有出血性皮疹,应考虑败血症和脑膜炎。

（三）与流感鉴别

感冒有明确的流行史,多数有发热、四肢无力、头痛等常见症状。可能呈现一种虚弱的状态,一般的鼻腔症状,如鼻腔分泌物过多和咳嗽,比全身中毒的症状要小。

（四）与消化系统疾病鉴别

婴儿呼吸道感染常有胃肠道症状,如呕吐、腹泻、腹痛等,可被误诊为原发性胃肠道疾病。上呼吸道感染伴有腹痛,可由梗阻性蛔虫和肠系膜淋巴结炎引起。应将其与腹痛和阑尾炎区分开来。

七、治疗

(一)一般治疗

休息,多喝水,注意呼吸隔离,防止出现其他问题。

(二)病因治疗

常用的抗病毒药物是利巴韦林,疗程为 3～5 d。流感可以在发病初期用磷酸奥司他韦治疗 5 d。在严重疾病、继发感染或出现问题时,可以添加抗生素。常用青霉素类、头孢菌素类、大环内酯类,疗程为 3～5 d。如果确诊为溶血性链球菌感染,或有风湿热或肾炎病史,应使用青霉素 10～14 d。局部可使用 1% 利巴韦林鼻腔,每日 4 次。0.1% 的阿昔洛韦滴眼液可用于传染病,每 1～2 h 1 次。

(三)对症治疗

发热可以用解热镇痛药治疗,包括缓解感冒、温热湿敷或酒精降温。高热惊厥可采用镇静、止惊等方法治疗。

八、预后

这种疾病的预后是良好的,通常在 5～7 d 康复。精神状态和食欲等身体症状通常比体温和白细胞计数更重要。许多饮食和心理健康的人预后良好;有精神疲劳、睡眠过多、烦躁不安和面色苍白的人应该小心。

第二节　急性支气管炎

急性支气管炎是指支气管黏膜发炎,主要继发于上呼吸道,同时主要累及肠道,因此被称为气管支气管炎。它是一种儿童急性呼吸综合征,常见于婴幼儿,症状严重。

一、病因

病原体包括多种细菌、病毒或两者的组合。可导致上呼吸道感染,也可导致支气管炎,而病毒是主要病因。常见病原体包括呼吸病原体、流感病毒(A、B)、副流感病毒(1、2、3 型)、腺病毒、鼻病毒等。

二、临床表现

大多数患者首先出现鼻塞、流涕、咽痛、声音嘶哑等上呼吸道感染的症状,然后在 3~4 d 后开始咳嗽、咳痰。婴幼儿症状较重,常伴有发热、呕吐、腹泻。一般情况下,婴儿无明显身体不适表现。体检时,双肺呼吸音较粗,可能不规则,干、湿啰音分散,通常无呼吸急促或发绀。症状在 3 周内可减轻。如果在此期间咳嗽仍然持续,则应将其视为继发性疾病,如肺炎、肺不张或其他未被发现的疾病。

三、诊断

胸部可感觉到干、湿啰音,有较厚或较薄的声音,通常为湿啰音,常在胸部以下破裂,有时仅限于一侧。

咳嗽出分泌物后,啰音可暂时减少。有时,由于支气管中的痰太多,呼吸频率可能会降低,但咳嗽后,呼吸频率会恢复正常。

支气管肺呼吸道黏膜可能粗糙,有分散的干、湿啰音和粗糙的中性湿啰音,不固定。然而,很难将其与早期肺炎区分开来。如果听到深沉的声音或扭曲的声音,并且咳嗽后啰音没有减轻,则应考虑胸部 X 射线检查来诊断癌症。

(1)血液生化检查:周围血液中总白细胞正常或偏低。合并感染时的血液生化检查:白细胞总数增加和中性粒细胞增加。

(2)X 射线表现:肺纹理增粗、正常,或者偶有肺门阴影加重。

四、鉴别诊断

(一)上呼吸道感染

病情较轻者须鉴别:上呼吸道感染症状、体征(发热、鼻塞、流涕、喷嚏、咳嗽);疲劳、没有食欲、呕吐、腹泻,儿童可能会抱怨头痛、胃部问题和咽部不适;咽部充血,有时伴有扁桃体充血和肿胀,颈部肿大可引起炎症和疼痛,肺部听诊通常正常。

(二)支气管异物

当有呼吸道阻塞伴感染时,询问是否有异物吸入的病史。治疗后疗效不佳,症状轻微,反复发作。胸部 X 射线检查显示并发症,如肺不张和肺气肿。

(三)毛细支气管炎

大多数发现于 6 个月以下的婴儿。体温不高,有明显的阵发性喘息和呼吸困难。喘息时,肺组织不清楚,但缓解后可以听见细湿啰音。

(四)支气管肺炎

消化道症状:呕吐常发生在强烈的咳嗽之后。

循环系统症状:严重时出现脉搏加速,与体温和呼吸困难形成对比。原发性或短期压力、脸颊苍白、嘴唇发绀、面部和四肢水肿、尿量不足都是心力衰竭的迹象。有时四肢发冷、口灰、脉搏微弱,是外周循环衰竭的征兆。神经系统症状:常见烦躁不安、嗜睡或两者都有变化。

五、治疗

(一)一般治疗

对于呼吸道阻塞,建议经常更换体位,多喝水,湿润气道,使气道通畅咳嗽。

(二)控制感染

因为大多数病原体都是病毒,所以通常不使用抗生素。当婴儿和儿童出现发热、黄痰和白细胞增多时,有必要考虑感染并选择合适的抗生素。

(三)对症治疗

一般来说,不使用镇咳药或镇静剂来治疗,避免抑制咳嗽反射而影响痰液的排出。咳嗽刺激可用混甘草治疗,痰浓时可用 10% 氯化氨,每次 0.1 ~ 0.2 mL/kg。喘憋严重可使用支气管扩张剂,如喘乐宁雾化吸入或行超声雾化吸入(雾化液含糜蛋白酶、庆大霉素、利巴韦林等)。喘息严重时可加用泼尼松,每日 1 mg/kg,1 ~ 3 d。

六、预防

（1）加强营养及身体锻炼，增强抗病能力。

（2）积极预防上呼吸道感染。采用食醋消毒法预防：在流感流行期间，按每立方米空间用 2 ~ 10 mL 食醋，用文火熏蒸 1 h。

（3）注意温度调节，防止受凉。尤其是秋、冬季节，注意胸部保暖。

（4）疑有对鱼、虾、蛋清等过敏者，要减少或禁止食用。

（5）反复发作者采用药物预防或采用疫苗预防。

第三节　支气管扩张

支气管扩张是由肺部再感染、阻塞或发育不足引起的支气管壁常见纤维、肌肉及软骨发生破坏、变形、最终导致管腔持久扩张等病理改变，临床表现为咳嗽、多痰、咯血及反复肺部感染的慢性呼吸道疾病。近年来，由于呼吸系统疾病的普遍防治和及时使用抗生素，其发病率下降，症状减轻。目前，该病的病因、诊断和治疗都发生了重大变化。由于这种疾病可以转化为一个不可逆的过程，而且 50% 的成年患者从小就有症状，因此应该引起注意。

一、发病原因

支气管扩张可分为两组：先天性和后天性。

（一）先天性支气管扩张

罕见，可能由软骨发育缺陷引起，婴儿常见；或者由于气管支气管肌和弹性肌发育缺陷，年龄较大的儿童可能会出现严重的气管支气管病变。

（二）后天性支气管扩张

麻疹、百日咳、细支气管炎和重症肺炎有多种类型，特别是由 21 型、7 型和 3 型腺病毒引起的重症肺炎。哮喘也很常见，由这些原因引起的患者通常是双侧支气管扩张。如果是异物堵塞、支气管淋巴结结核或肿瘤压迫引起的，或者是支气管结核和肺不张长期存活引起的支气管扩张。支气管扩张与机体某些特定的抗炎功能有关。主要包括免疫系统功能紊乱、局部免疫系统存在缺陷和体液免疫缺陷。其中，常见于功能、体液严重异常的患者，如 X 连锁低丙种球蛋白血症、免疫系统缺陷、IgG 亚类缺乏等，这也是导致支气管扩张的原因。局部免疫缺陷患者可能由于纤毛运动不良而导致黏液纤毛清除功能下降。此外，良性或恶性肿瘤及压迫肋骨肥大也可导致支气管扩张。

二、发病机制

感染和支气管阻塞是两种重要的疾病，它们相互促进。由于支气管阻塞，管腔内的分泌不稳定依赖于炎症引起的支气管壁损伤和软化，长时间可能导致阻塞和远端支气管扩张。同时，感染引起剧烈咳嗽，增加了支气管内膜的压力，也促进了支气管扩张。此外，肺炎或肺不张长期存在，肺组织纤维化和瘢痕收缩，使支气管被拉扯、扭曲和替换，这些也是引起支气管扩张的因素。

三、临床表现

（一）主要症状

咳嗽和痰多，通常见于早晨醒来后或改变体位时。黏液或多或少，引流密集，气味轻微。容易发热。慢性病患者可能会出现咳血、贫血和营养不良的差异。患者更有可能患上、下呼吸道感染，更容易遭受肺损伤，甚至出现更严重的肺脓肿，通常局限于同一疼痛部位。

（二）胸部体征

与肺炎相似，但严重程度不同。听诊有时并无明显异常，且肺功能稳定，但肺底部常能感受到有液体存在。如果该区域病变广泛，纵隔和心脏通常会因肺不张或纤维病变而向疼痛一侧移动。孩子营养不良，胸部畸形。杵状指和脚趾的出现随时间变化，最早发生在 1 个月内，肺叶切除术后可能消失。上颌窦炎更常见。如果病情继续好转，可以看到肝纤维化和蛋白尿，也可能并发淀粉样变性和肺肥大性骨关节病。

四、临床类型

支气管扩张可分为先天性和后天性两大类。根据支气管扩张的形态可分为如下4形态。①圆柱状形态:病变局限,见于轻症。②囊状形态:分布范围较广,见于重症。③梭状形态:病变介于柱状与囊状之间。④混合形态:较常见,具备以上至少两种形态。

(一)先天性支气管扩张

在婴儿中,通常是由软骨发育缺陷引起的;年龄大的儿童可能因肌肉发育缺陷而患上严重肺炎,这在治疗中很少见到。此外,支气管扩张与体液免疫缺陷、局部免疫防御不足、免疫反应紊乱有关,常见于免疫障碍患者,如 X 连锁低丙种球蛋白血症、使用不同的免疫抑制剂等。局部免疫反应和原发性纤毛运动障碍的患者,如 Kartagener 综合征,由于纤毛运动不良,导致支气管扩张,导致黏液纤毛清除功能和呼吸恢复显著降低。遗传疾病如囊性纤维性变的呼吸道病变亦可伴有支气管扩张。

(二)后天性支气管扩张

主要为感染和阻塞造成,两者互为因果。常继发于麻疹、百日咳、毛细支气管炎及重症肺炎,腺病毒21型、7型、3型所致的严重肺炎及哮喘所致者也较常见。其他呼吸道感染如鼻窦炎、中耳炎、扁桃体炎及肺脓肿、肺结核都能引起支气管扩张。以上原因多为双侧弥漫性支气管扩张。气道梗阻,如异物阻塞、支气管淋巴结结核、肿瘤压迫或肋骨骨质增生压迫等,可导致支气管扩张,此类支气管扩张多为局限性。

五、诊断

对没有明显症状的早期诊断更困难。在慢性病阶段,经常有咳嗽、痰多、咳血等症状,这些症状很容易识别。请注意以下几点。

(一)病史

肺炎、百日咳和麻疹后,患者因慢性咳嗽和咳痰,容易发生支气管扩张伴复发性肺炎。

(二)临床特点

不明原因的咳血;各种原因引起的肺不张及主要病因已消除者,应考虑支气管扩张的可能性。

(三)血细胞检查

白细胞和中性粒细胞的总数通常在正常范围内,但在继发感染时会增加。红细胞和血红蛋白没有显著变化,有些可能导致血液流动异常。血压轻微升高。痰液检查中没有持续的细菌感染,许多病原体的组合在临床实践中很常见。这些致病菌包括溶血性链球菌、肺炎链球菌、金黄色葡萄球菌、流感嗜血杆菌、产气杆菌等。因此,应对痰培养和耐药性进行初步检验。

(四)X射线检查

在轻度病例中,只有肺部体征为阴性。当伤口清晰时,中肺和下肺都可以看到不同大小的圆形可见阴影,呈卷曲或蜂窝状。肺或肺叶常有肺不张或炎性浸润影,心脏及纵隔可见活动。X射线可观察到支气管扩张和变形。

(五)支气管造影

可显示支气管呈柱状、梭状或囊性扩张,明确支气管扩张的形状、位置和面积。支气管造影术实施前应做好术前准备,如术前禁食、避免呕吐;禁水,避免呛咳;术后给予硫酸镁,以去除胃中的碘,避免碘中毒。

六、鉴别诊断

本病应与慢性肺结核、慢性支气管炎、肺脓肿、先天性肺囊肿、肺隔离症、肺吸虫病等进行鉴别。就咳血而言,有必要区分肺结核和肺吸虫病。X射线检查有助于鉴别诊断。

七、治疗

(一)治疗原则

(1)积极控制和预防呼吸道感染。

(2)充分引流保持呼吸道通畅,防止进一步损伤肺。

(3)应根据损坏原因、位置、范围和程度采取适当措施。

(二)控制呼吸道感染

在急性发作期严重病例中,抗生素应分别涵盖肺炎链球菌、流感嗜血杆菌、金黄色葡萄球菌和铜绿假单胞菌。患有严重疾病的患者应静脉注射抗生素。铜绿假单胞菌肺炎患者应使用两种或两种以上抗生素治疗,以防止耐药反应。免疫功能低下者,静脉给予免疫球蛋白。

(三)充分引流保持呼吸道通畅

一般在吸入支气管扩张剂后再行体位引流,可用顺位排痰法,每天2次,每次20 min。引流体位:病变部位在背部时取俯卧位;病变在腹侧时可使患儿仰卧或斜卧;病变在上方时应取竖直姿势;如果病变居于气管分叉的下方应抬高床脚,取斜向下的仰卧位。一种体位持续时间5～15 min,不超过30 min。引流的同时进行深呼吸、用力咳嗽、胸部挤压、拍打及摇动使分泌物便于排出。若出现明显的阻塞表现,可应用支气管灌洗清除气管腔内的黏液、黏液栓或脓性分泌物。如果分泌物太黏稠,宜服用碘化钾、吐根糖浆或利于化痰的中西药;也可以先通过雾化吸入对气道进行加湿,然后在这种情况下排出痰液。

(四)外科治疗

1.切除病肺　适应证为:①内科治疗1年以上,仍有发展趋势。②病变部位出现肺不张长期不愈。③严重病例仅限于一个或一侧肺叶。④血液的排出很难控制,出血很难控制的呼吸道被消除。⑤受影响部位反复出现严重感染,给药困难或出现曲霉菌等菌种发育。⑥孩子的情况正在逐渐恶化。符合上述适应证的患者应尽快进行手术,以避免感染对组织造成进一步损伤,并使未来的手术复杂化。患有肺部病变的儿童其病变部位是浅层的,可以提供坚固的组织代偿,因此手术通常比成年人更令人满意。

2.肺移植　对于肺部病变严重广泛、临床症状严重,且其他治疗无效者可考虑肺移植。

八、预后

局限性病变及早期病变呈柱状且有一定规律、平滑的排列则病变有可逆的可能,远期预后好。病变呈囊状者,则病情较重。合并哮喘、双侧支气管扩张以及存在铜绿假单胞菌、真菌感染的患儿预后差。有报道表明,对免疫缺陷患儿即使使用人血丙种球蛋白替代治疗且无下呼吸道感染,其肺部病变仍继续进展。

九、预防

患有肺炎的儿童应仔细随访,直至康复。及时治疗支气管淋巴结结核,早期清除支气管异物是预防支气管扩张的有效措施。营养不良和佝偻病的儿童应注意避免呼吸道疾病,并做好麻疹和哮喘的疫苗接种。

■ 第四节 毛细支气管炎

毛细支气管炎是婴儿的下呼吸道感染常见病,通常发生在 2 岁内,尤其是 6 个月内的婴儿。致病源主要是呼吸道合胞病毒(RSV),其他为副流感病毒、腺病毒、呼肠病毒等,亦可由肺炎支原体引起。以喘憋为主要临床特征,好发于冬、春两季。

一、发病原因

毛细支气管炎可由不同的病原体引起。呼吸道合胞病毒是最常见的病原体,中国医学科学院儿科研究所从 58% 的毛细支气管炎患者的呼吸道中分离出了 RSV。此外,副流感(3 型更常见)病毒、腺病毒、流感病毒、呼肠病毒和鼻病毒都会引起肺炎,有些是由肺炎支原体引起的。过去,从患有这种疾病的儿童身上分离出的病毒,可能是一种罕见的病原体,也可能是几种病毒的组合体或混合体。

二、发病机制

病变主要发生在直径 75~300 μm 的毛细血管,支气管周围有黏液浓度增加、细胞损伤、纤维素堵塞、上皮细胞坏死和淋巴细胞浸润。炎症可影响肺泡、肺泡壁和肺间质,气滞和肺气肿更明显。

三、临床表现

干性咳嗽和阵发性呼吸困难通常发生在急性呼吸综合征后 2~3 d。这种疾病的特点是咳嗽和喘息同时发生。症状的严重程度各不相同,在严重的情况下,呼吸会很快变得困难,伴有咳嗽和痰液。最初,呼吸道症状比中毒症状、阵发性喘息和呼吸急促更常见。不同呼吸道症状的温度表现也各不相同,有发热(甚至没有)、轻微发热、高热,三者各占 1/3。体温和一般情况之间没有平衡。虽然呕吐很常见,但并不严重,通常不会腹泻。由于肺气肿和胸腔使腹部增大,往往容易影响乳房乳汁的吸收和营养。在最初的憋气过程中,呼吸急促而浅表,经常伴有出汗。呼吸频率为 60~80 次/min,甚至超过 100 次/min。脉搏快而细,通常达到 160~200 次/min。有明显的鼻翼扇动和 3 个凹陷信号。孩子的重病对肺气肿、苍白和发绀有明显影响。大多数胸部体征各不相同。叩诊时有明显鼓音。每当毛细血管接近几近堵塞时,呼吸频率就会降低或呼吸音听不见。憋气发作时,通常听不到湿啰音。喘息稍有缓解时,可有弥漫性细或中等湿啰音,憋喘声通常明显,伴有笛声等干啰音。在发作过程中,当肋间间隙增大,肋骨横着时,由于肺气肿,横膈动脉血氧分压、肝脏和脾脏被推低。由于高换气缺乏水供应和液体供应不足,一些儿童可能会在婴儿时期出现脱水和酸中毒。严重憋喘患者可能会出现二氧化碳滞留、酸中毒和动脉部分氧气水平降低。经过治疗,心力衰竭的改善率相对较低。该病患者年龄较小,更容易出现在 2 岁以下的婴儿,尤其是 6 个月以内的婴儿。发热通常温度不高或不发热。在疾病的早期阶段,可能会出现阵发性呼吸困难和明显的喘息。双肺的体格检查充满哮鸣音,结合胸部 X 射线检查可以做出准确的诊断。

四、诊断

(一)血象

白细胞的总数在正常范围。中性粒细胞百分比通常低于 60%,而嗜酸性粒细胞是正常的。

(二)血气分析

分析婴幼儿严重急性酸中毒代谢综合征血气,约 1/10 的病例会出现急性酸中毒。血气样品显示出低 pH 值水平,PaO_2 及 SaO_2 下降;$PaCO_2$ 可降低(过度换气)或增高(CO_2 潴留)。

(三)病原学检查

细菌的快速检测采用免疫荧光、酶联抗体染色或 ELISA 等方法。实验室可以进行病毒分离和双血清检测,以确定各种病毒感染。鼻咽拭子的细菌培养与健康儿童的细菌培养没有差异(两者都有细菌)。

（四）X射线检查

在整个肺中可以看到不同程度的肺气肿,图像可以显示支气管周围炎症或致密肺纹理的迹象。总的来说,肺泡也受到显著影响,阴影较小但没有显著相关性,这与肺腺病毒不同。

（五）心电图

心率很快,可能有心肌损伤的症状。

（六）胸部X射线检查

肺气肿症状明显,抗生素治疗无效,因此很容易区分其他肺部疾病。

五、鉴别诊断

本病需要与以下几种疾病鉴别。

（一）婴幼儿哮喘

婴儿原发性哮喘主要病因是肺炎。如果喘憋复发,且其亲属有过敏史,则有可能导致婴儿哮喘。可以用肾上腺素或氨茶碱药物,这些药物可以快速有效地治疗哮喘,但对这种情况的影响并不显著。

（二）哮喘性支气管炎

有时很难与轻度细支气管炎鉴别,但没有明显的肺气肿,所以咳嗽和哮喘不严重,也没有中毒症状。反复发作是其特点。

（三）腺病毒肺炎

常见于6～24个月的婴幼儿,伴有发热、持续发热、明显的毒性症状,随后出现喘息和呼吸困难症状。肺部症状较明显,胸部X射线片下可见较大病变。

（四）粟粒型肺结核

有时表现为阵发性喘息,但通常听不到啰音。其他结核症状、结核分枝杆菌阳性及X射线检查有助于诊断结核。

六、治疗

(一)一般治疗

1. 环境及体位　增加环境空气湿度极为重要,一般保持在55%~60%。对于哮喘和呼吸衰竭的患者,应抬高头部和胸部以减少呼吸困难。

2. 吸氧　症状较轻的患儿可以不吸氧治疗,有缺氧表现时,可采用鼻导管、面罩或氧帐等方式给氧。

3. 液体疗法　一般先予口服补液,如果不够,可以补充1/5张的流体。在代谢性酸中毒的情况下,可以视血气检查情况适当补碱。

(二)药物治疗

1. 镇静　由于镇静剂有呼吸抑制作用,是否使用有争议。

2. 平喘　可用异丙嗪,1 mg/(kg·次),肌内注射或口服,具有平喘、镇咳和镇静作用,但少数患儿可有烦躁、面部潮红等不良反应。沙丁胺醇加溴化异丙托品气雾吸入治疗也常常使用,对是否有效有不同看法,如果试用后病情改善,则应继续使用。糖皮质激素用于严重的喘憋发作或其他治疗不能控制者,可采用甲基泼尼松龙1~2 mg/(kg·d)或琥珀酸氢化可的松5~10 mg/(kg·d),加入10%葡萄糖注射液中静脉滴注。但有人认为激素对治疗毛细支气管炎无效。

3. 抗病毒治疗　较重者可用利巴韦林、阿昔洛韦等雾化吸入治疗,也有采用雾化吸入α-干扰素,但疗效均不肯定。

4. 免疫治疗　对于重症病毒感染,可考虑应用静脉注射免疫球蛋白(IVIG),400 mg/(kg·d),连用3~5 d。静脉注射抗合胞病毒免疫球蛋白(RSV-IVIG),常用于呼吸道合胞病毒感染的高危人群。保护方法是每月使用RSV-IVIG 750 mg/kg,在RSV感染期间3~5次;处理量为1 500 mg/kg。最近生产的抗RSV单克隆抗体(Palivizumab)多用于高危婴儿(早产儿、支气管肺发育不良、先天性心脏病、免疫缺陷),并对毛细支气管炎后反复喘息发作预防效果确切。用法是每月肌内注射1次,每次15 mg/kg,用于RSV可能流行的季节。

(三)机械通气

对于一些严重的病例,如果经过上述治疗仍不能治愈,可以进行机械通气。

七、预后

病程一般为 5～10 d,平均为 10 d。近期预后多数良好。但是 22.1%～53.2%毛细支气管炎患儿以后会发展为哮喘。影响因素包括婴儿早期严重 RSV 感染、母亲患哮喘、母亲吸烟。

八、预防

预防细支气管炎的主要措施是充足的喂养、良好的卫生、避免流感患者与儿童接触以及不去空气质量差的公共场所。冬天气温变化很大,预防呼吸道疾病,首先要注意的是保暖。同时,秋、冬季节非常干燥,空气中的灰尘很多,人的鼻子很容易受损。需要多喝水,保持足够的家庭湿度,并酌情补充维生素,尤其是维生素 C。

第三章　循环系统疾病

◀◀ 第一节　先天性心脏病

先天性心脏病(congenital heart disease,CHD)是指胎儿期心脏血管发育引起的心血管异常,是儿童最常见的心血管疾病。在出生并存活的 1 000 名新生儿中,有 6~8 例。

近年来,由于心导管插入术、心血管造影术和超声心动图的应用,以及心脏直视手术在低温麻醉和体外循环中的发展,各种先天性心脏病得到了准确的诊断,其中大多数得到了精心治疗;新生儿期心脏缺陷的一些原因,如主动脉转位、主动脉缩窄等,在及时准确诊断后也可以通过手术治疗。先天性心脏病的预后非常好。

一、房间隔缺损

房间隔缺损(atrial septal defect,ASD)它是指心房间隔部分存在缺陷,导致心房水平交通。它指的是心房中隔上的一个洞,卵圆孔未闭除外。单纯性房间隔缺损是最常见的先天性心脏缺陷之一,发病率约为先天性心脏病的 0.6‰。大多数情况都是偶发的,但也有一种在家庭中开始的趋势。Holt-Oram 综合征是 ASD 伴上肢(桡骨)畸形。由心内膜垫异常生长引起的房间隔缺损发生在房间隔下部,房室瓣上方原发性房间隔缺损(原基开口 ASD)不包括本病的指征。

(一)发病原因

胚胎心脏发育的主要时期是在妊娠的第 2~8 周,这个阶段经常发生心力衰竭。先天性心脏缺陷的发生原因有很多,可分为内部组和外部组,后者更多见。内部因素主要与遗传有关,尤其是染色体移位和畸变,如 21 三体综合征、13 三体综合征、14 三体综合征、15 三体综合征及 18 三体综合征等,主要与慢性心力衰竭有关;此外,先天性心力衰竭患儿心血管异常的发生率高于预期。最重要的外部原因是宫内感染,尤其是传染性疾病,如风疹、腮腺炎、流感和柯萨奇病等;其他因素,如妊娠期间暴露于高水平辐射、使用某些药物、代谢或慢性疾病、缺氧和高龄母亲(接近更年期),都有患先天性心力衰竭的风险。原发性心房间隔大约在胎龄 4 周时开始。当第二孔通过吸收第一间隔而形成时,第二间隔出现在第一间隔的右侧。

第二心房间隔的凹缘呈椭圆形,上下分支延伸至静脉窦,并略抬高至表面。形成卵圆孔窝的第二心房隔膜的一部分是上肢和下肢,而不覆盖第二孔的第二房隔膜的一部分是卵圆孔。中央卵圆窝是主要的房间隔组织,也是一个瓣膜。在胎儿生命期间,血液通过第一心房间隔的第二个孔通过这个间隙(卵圆孔)流到左心房。出生后,左心房压力升高,卵圆孔闭合。静脉的其余直角从上腔静脉口延伸到下腔静脉口。静脉窦左角的其余部分与左心房中分离动脉的壁的形成有关。如果第二心房间隔发育为阴性或第一心房间隔吸收过多,导致第二孔变大或不完整,则可能导致卵圆窝区域出现缺陷。肺心不正常地附着在上腔静脉或下腔静脉上,腔静脉和肺心之间的壁被吸收,导致心脏和心房之间的连接,这是一种窦型房间隔缺损。窦动脉和左心房动脉之间的间隔改善是负面的,这导致动脉凝固型房间隔缺损。

(二)发病机制

根据缺损部位,房间隔缺损可分为以下几个部分。

1. 继发型房间隔缺损(secundum ASD) 最常见,占房间隔缺损总数的 62.0%~78.8%。菱形缺陷位于真正的心房隔膜,它将左心房和右心房分隔开,位于心房隔膜的中心。缺损的边缘可能是由第二心房间隔的上下分支形成的卵圆窝的边缘,也称为卵圆窝-心房间隔缺损。缺陷的大小和形状各不相同,也有个别或各种缺陷。在巨大缺损的中央可能有条纹状的房间隔组织,也可能有筛孔结构。

2. 静脉窦型房间隔缺损(sinus venous ASD) 上腔静脉型 ASD,5.3%~10.0% 的 ASD 是卵圆窝后上部、右心房和上腔静脉交界处的缺陷,通常伴有右肺动脉的异位连接。下腔静脉型 ASD 罕见,占 2.1%,缺损位于后下腔窝,右心房与下腔静脉交界处,可能伴有肺静脉异位连接。

3. 冠状静脉窦型房间隔缺损(coronary sinus ASD) 也称为冠状窦间隔

缺损或无顶冠状窦。部分或完全的隔膜脓肿分隔左心房和冠状窦。房间隔组织可同时受累,通常为左上腔静脉切面。

较大的房间隔缺损可能涉及多个部位,甚至一个心房。同时也存在许多不同种类的缺陷。单纯原发性房孔-房间隔缺损-房室瓣畸形是罕见的。如果右心房压力增加超过左心房压力,25%~30% 的卵圆孔未闭正常人会出现左右分流。当左心房扩张,卵圆窝边缘被拉伸,使第二心室无法被覆盖时,会发生心房左右分流,这可以称为获得性 ASD,见于室间隔缺损等先天性心脏缺陷。房间隔肿瘤是一种与卵圆窝底部相关的组织,凸出到右心房并表现为肿瘤。有些病例与卵圆孔未闭和继发性 ASD 有关。一些人还认为这与 ASD 的自然闭合有关。

(三)病理生理

房间隔缺损的左向右分流取决于缺损的大小、两个心室之间的相对粘连以及系统与肺循环之间的相对阻力。在新生儿和早期婴儿中,由于左心室和右心室之间的压力相似,房间隔缺损引起的分流受到限制。随着系统循环压力的增加,肺阻力和右心室压力的降低,心房水平的分流从左向右增加。小房间隔缺损,两心房压差小,分流流量小;严重的房间隔缺损,左心房含氧量高的多股血流分流至右心房,右心房接受腔静脉回流血容量加左心房分流血容量,导致右心室舒张容量过大,肺循环血流量可为体循环系统血流量的 2~4 倍。在很少的情况下,当流量超过肺床容量的极限时,可能会发生肺动脉高压。

(四)临床表现

1.症状　婴儿期房间隔缺损大多无症状。一般由常规体格检查或闻及杂音而发现此病。儿童期可表现为乏力,活动后气促易患呼吸道感染。严重分流可能由于系统循环血容量不足而影响发育。小儿患病后体型小、消瘦、乏力、多汗、气短,因肺循环充血变为支气管炎或肺炎。当哭泣、患肺炎或心力衰竭时,右心房的压力可能超过左心房,导致暂时的右向左分流和发绀。在成人可能发生心力衰竭和持续发绀。

2.体征　心前区也较丰满,右心搏动改善,钝心区增大,原发心音正常或裂开,主要是二尖瓣关闭音增强所致。通过肺动脉瓣的血流量增加导致肺动脉瓣破裂,从而导致左胸骨第 2 和第 3 交叉处出现收缩中期Ⅱ～Ⅲ级平面杂音。肺动脉瓣的延迟关闭导致肺动脉瓣区域中第二心音的稳定分离,这不受呼吸的影响。分流大时,通过三尖瓣的血流增加,使三尖瓣略微狭窄,胸骨左侧底部可感觉到舒张期隆隆杂音。对于原发性肺栓塞或肺动脉明显扩张的患者,可在肺动脉瓣区感觉到继发性多动和早期收缩压。与伴随的二尖瓣脱垂一样,当收缩期或收缩期晚期时,心尖可能会有杂音。

（五）诊断

一般情况下,检查是正常的。如果有肺炎和心内膜炎,可能会出现血象、红细胞沉降率、血虚、血培养质量等。

1.心电图 通常是窦性心律,年龄较大的儿童的声音和室上性心动过速之间可能有交界处。大多数电极的角度为95°～170°。由于其心房和心室间传导的延迟,年龄较大的婴儿的P-R间期可能会延长,导致Ⅰ°房室传导阻滞。

2.胸部X射线 心率普遍增大,心胸比大于0.5,肺血管影随年龄增长而增加,左右分流增加。当肺血管阻塞性疾病发生时,当外周肺血管阴影扩散时,主肺动脉扩张。

3.超声心动图

（1）二维超声心动图。

1）直接征象:①在心尖四腔段,由于超声波束与心房间隔几乎相同,可能会出现回声损失。剑下的管腔和第四管腔截面都是理想的,因为主干几乎切入心房隔膜,再加上胸骨旁4段管腔和主动脉的短段,有助于定位,并且应结合各个节段进行诊断。房间隔缺损的最后一个游离部分是球形厚度,形状像一根火柴的头部,也称为"T"征。根据这些特征确定缺陷的位置、大小和数量是可靠的。②确认每个肺静脉与左心房之间的关系,以排除肺静脉异位引流。

2）间接征象:右心房和右心室增大,肺动脉增大。室间隔平移或与左心室后壁沿相同方向移动。

（2）脉冲多普勒超声:将样本量放置在分流器的右心房侧,注意减小血流方向与声束的夹角,通常在舒张期可得到1～3个正波,在收缩早期可得到1个负波,最大流速通常低于1.3 m/s。三尖瓣流速增加,并且整个动脉的流速增加,但它通常不超过2.5 m/s。如果它超过2.5 m/s,则是由于肺动脉瓣狭窄。

（3）彩色多普勒血流显像:一般来说,左心房压力高于右心房压力,因此它可以将间隔血流束从左心房释放到右心房。通过房间隔中部、上部或多个部位血流速度和流量,以确定缺陷类型,并估计血流和缺陷的大小。注意分流的程度并不取决于缺损的大小,而是取决于右心室的顺应性。值得注意的是,左上腔静脉患者易并发冠状动脉闭塞型房间隔缺损,可结合彩色多普勒等诊断技术避免诊断。

4.心导管及心血管造影 急性导管插入术通常不适合诊断继发性房间隔缺损。只有当怀疑同时患有肺部疾病或其他并发症时,才应该这样做。导管插入时,如果右心房含氧量高于下腔静脉含氧量(超过 10%),则应考虑房间隔缺损。然而,室间隔缺损伴三尖瓣反流、左室-右心房分流术、部分或完全房室间隔缺损、肺动脉液异常流入右心房或腔静脉或系统性环状动静脉瘘可增加心房氧饱和度。

(六)鉴别诊断

本病应与杂音、肺动脉瓣狭窄、异位肺积液、室间隔缺损等鉴别。

1.功能性杂音 收缩期杂音很短,没有第二个音节。心电图、X 射线和心脏超声可以帮助区分它。

2.肺动脉瓣狭窄 并发症声大而平,通常伴有震颤,P2 降低或消失,X 射线显示弥漫性肺,肺透明,心导管插入术可显示右心室与肺动脉之间的收缩压差。

3.室间隔缺损 杂音的程度较低,通常伴有震颤。除了右心室肥大,左心室也有肥大。心脏超声和冠状动脉导管插入术对诊断很有用。

4.原发孔未闭 临床特征与继发孔不关闭相似。房间隔缺损患者可出现不规则的收缩杂音、心轴左偏、P-R 间期长或心尖右束支传导阻滞不完全。第一个孔口应在未来得到充分考虑。超声或右心导管插入术均显示三尖瓣口附近的下腔静脉存在缺陷。右心房的血氧含量较高,右心室的血氧含量也较高。房室通道或二尖瓣关闭不全的改变可以通过心脏彩超检查或心脏造影来识别。

(七)治疗

1.外科治疗 大多数患有房间隔缺损的儿童,无论是有症状的还是无症状的,仍然需要治疗。一般来说,婴儿更容易患房间隔缺损,因此手术选择通常是 2~4 岁。手术延误是没有好处的。例如,青春期后,长时间的容量过载会导致右心房和右心室发生一些变化,导致心房心律失常甚至死亡。

如果出现充血性心力衰竭或肺栓塞,应尽快进行手术。

2. 经导管封堵治疗　自从 1976 年 King 和 Mills 首次用两个伞状贴片闭合第二个房间隔缺损以来,经导管闭合房间隔缺损(ASD)技术发展迅速。随着手术技术的发展,封堵器也研制出不同形态,如 Rashkind 两伞、锁壳蛤、Sideris 可调节按钮贴片等。1997 年,由 Amplatz K 开创的 Amplatzer 蘑菇状封堵器成为一种大范围使用的封堵器。超声心动图在 ASD 经导管封堵治疗的初步诊断、内部观察和术后评估中起着重要作用。手术闭塞的问题包括穿刺、器械问题、清创问题和栓塞。

(八)预后

患有房间隔缺损或卵圆孔未闭的婴儿,约 5% 在 1~2 岁会自行闭合。随着手术技术的发展,封堵器也研制出不同形态,如 3 岁以上的儿童中房间隔缺损自行闭合较少见。孩子们通常过得很好。分流充足的人容易患肺炎。成年后,由于肺部充血和肺纤维化,运动活动通常会减少。大约 15% 的年轻患者,尤其是女性,会因为妊娠而出现更严重的症状,如心力衰竭,心房颤动和栓塞等,亚急性感染性心内膜炎的患者很少。40 岁以上的人中有40% 患有肺动脉高压。以上情况通过不同的手术治疗,均可以改善患者的症状和预后。

二、室间隔缺损

室间隔缺损(ventricularseptaldefect,VSD)是先天性心脏病中最常见的类型,约占总数的 25% 左右。室间隔缺损可单独存在,也可与心脏其他畸形并存,本节主要论及单纯性室间隔缺损。缺损可发生在室间隔任何部位,如膜部、流出道、心内膜垫和肌部,但以膜部最常见。

(一)发病原因

胚胎心脏发育的主要阶段发生在妊娠的第 2~8 周。这个阶段经常发生心力衰竭。先天性心脏病有许多原因,可分为内部和外部因素,这些因素更常见。内在因素主要与遗传有关,特别是染色体转移和畸形,如 21 三体综合征、13 三体综合征、14 三体综合征、15 三体综合征和 18 三体综合征等。主要与慢性心力衰竭有关;此外,先天性心力衰竭患儿心血管异常的发生率高于预期。关键的外部因素是宫内感染,特别是皮疹、腮腺炎、流感等传染病,以及妊娠期间长期被高辐射笼罩、使用某些药物、代谢或慢性疾病、缺氧和年龄较高(接近更年期)都有患先天性心力衰竭的风险。

（二）发病机制

1. 缺损与分流 室间隔缺损的病理特征根据胚胎发育可分为3类,即膜缺损、漏斗状缺损和肌肉缺损,其中膜损伤最多,肌肉缺损最少。膜缺损可分为单纯膜缺损、肋下缺损和间隔缺损;漏斗状缺损可进一步分为干下型和嵴内型。当心室间隔出现缺陷时,部分血流通过缺陷从左心室进入右心室,导致左向右分流。分流的大小和方向取决于缺损的大小和两个心室之间的压差。小室间隔缺损的左右分流较小,不易出现肺炎,临床上可长期无症状;中大型室间隔缺损由左向右分流发展较多,肺血管阻力略有增加,右心率加快,可能有轻微临床症状;室间隔缺损具有较大的左侧分流术,可迅速引起严重的肺损伤。右心室的压力在左心室高度附近或以上增加,导致双向分流,甚至右向左分流,导致艾森门格综合征。

2. 病理解剖 室间隔由四部分组成:膜间隔、心室入口间隔、小梁间隔和心室出口或漏斗形间隔。胎儿期室间隔缺损是由发育缺陷、生长不良或融合不良引起。其中膜性间隔缺损最常见。这种类型的缺陷也被称为膜周缺陷,因为与膜和正常肌肉缺陷相比,其缺陷位置更大。2型是间隔缺损,可能涉及包埋、小梁和心尖间隔区。第三种是电子隔缺损,也称为锁骨上型、肺动脉瓣下或漏斗状隔缺损。发生在房室间隔的4型缺损称为房室间隔缺损或房室通道和通路间隔缺损。柯克林根据室间隔缺损的位置将其分为以下5种类型。

（1）Ⅰ型:它是室上嵴上方的一个缺损。右心室出口、室上嵴上方及主瓣和肺动脉瓣正下方的缺陷。主动脉瓣和肺动脉瓣的纤维是缺损的边缘。合并主动脉瓣和肺动脉瓣功能不全的患者较罕见。据国内分析,这种类型占15%。

（2）Ⅱ型:它是室上嵴下方的一个缺损。缺损位于主动脉瓣环正下方或室上嵴下方。三尖瓣间隔叶仅位于缺损的侧缘附近,但不能覆盖整个缺损。这种类型一般占60%。

（3）Ⅲ型:这是一个后间隔缺损。右心室流入道缺陷,即室间隔的最深部分。三尖瓣的间隔叶覆盖了手术中容易被忽视的缺陷。这种类型约占21%。

（4）Ⅳ型：它是肌肉部缺损，通常是心尖附近肌肉小梁的缺陷。有时是多发的。由于室间隔心肌在收缩过程中收缩，缺损减少。因此，左向右分流较小，对心功能的影响较小。这种类型很少见，只占3%。

（5）Ⅴ型：室间隔完全缺失，也称为单心室。血液从主动脉瓣和肺动脉瓣口或房室瓣口进入心室，从心室注入主动脉和肺动脉。室间隔缺损的直径通常为0.1~3.0 cm。通常情况下，隔膜较大，而肌肉较小，称为罗杰病。如果缺损直径小于0.5 cm，则左右分流流量非常小，通常没有临床症状。缺陷的形状是圆形或椭圆形。缺损边缘和面对右心室缺损的心内膜会因血流的影响而增厚，容易导致心内膜炎。心脏缺损通常是不明显的，右心室发育是小缺损的主要原因，左心室缺损的大小比右心室的大小更明显。

（三）病理生理

在胚胎第4~8周，由心室按室间隔分为左心室和右心室，室间隔包括圆锥间隔、膜间隔和静脉间隔。室间隔缺损是由室间隔成分发育不全或生长异常引起。由于左心室的收缩压高于右心室，当室间隔缺损发生时，分流方向是从左心室向右心室，这导致肺循环血流量增加。室间隔缺损的血流动力学变化与缺损的大小和肺血管床的状况有关。当缺陷小于0.5 cm时，左向右分流流量非常小，对胎儿影响较小。中等大小的室间隔缺损（0.5~1.0 cm），有明显的左向右分流，肺循环流量比正常高2~3倍，肺动脉压正常或略有升高；大的室间隔缺损，缺损大于1 cm，缺损部位直径大于主动脉直径的1/2，当肺循环的血流量为体循环系统的3~5倍时，有足够大的分流。随着疾病的进展，肺循环量持续增加，压力加速进入肺循环，导致肺动脉痉挛，导致高血压的发生。后来，它逐渐变为继发性肺动脉内膜增厚和硬化，从而预防了肺水肿。此时，左向右分流减少，随后出现轻微甚至反向分流，导致临床发绀并发展为艾森门格综合征。

（四）临床表现

1.症状　心室间壁缺陷的临床表现取决于缺陷的大小、肺动脉的血流和肺动脉压。中大型室间隔缺损的症状可能发生在新生儿晚期和婴儿期。如果母乳喂养困难，母乳喂养期间呼吸困难、面色苍白、出汗过多、体重减轻、呼吸困难，心力衰竭往往发生在出生后6个月。

2.体征　身体检查显示，胸骨左侧底部有完全的收缩机械噪声和杂音，这导致了心脏前部和后部区域震颤。心尖伴有短暂的舒张期隆隆声样杂音(反映由大分流引起的相对二尖瓣狭窄)。随着年龄的增长,继发性肺动脉体积增加,表明肺纤维化。当有明确的肺炎或艾森门格综合征表现时,发绀在临床上逐渐发生。同时,心脏杂音大部分减少,肺动脉第二因明显升高。

小型室间隔缺损,多无临床症状。往往在体格检查时,因闻及胸骨左缘下方粗糙的全收缩期杂音伴震颤而被诊断。

(五)诊断

按照常规,一般检查没有发现异常。

1. X射线胸片　儿童室间隔小缺损的胸部X射线片通常完全正常。儿童严重缺损,分流高,胸部X射线片左室容积过大,心影向左增大,左心房增大,肺充血;如果发生肺高压,肺心突出,右心室肥大,心尖上翘。如果是双血管缺损,由于血流量对肺动脉的直接影响,肺动脉瓣也会发作。肺血管病的特点是肺动脉主干及其主要分支很厚,但周围血管阴影不厚也不薄。由于肺循环阻力很高,左向右分流减少,心影可以正常。

2. 心电图　有小缺陷的儿童的心电图与正常人相似。患有严重缺陷的儿童可表现为左心室肥大:Ⅱ、Ⅲ、aVF、V_5、V_6深Q波、高R波和高T波;左心房变大,P波变宽。室间隔缺损可能存在左轴偏移。伴肺部病变和右心室增大,V_1表现为rsR。当右心室压力增大时,右胸的R波辐射压力和T波辐射压力趋于直线。在严重的右心室流出道阻塞或肺血管疾病中,心电图显示出右心室的重要模式。

3. 超声心动图　两个超声波束可以直接识别缺陷的位置。潜在的疾病可以通过心尖和肋下的四腔位置来观察;稍微向前移动,所取平面可以显示膜周围的缺陷。在这些平面上,还可以看到穿过三尖瓣叶的"瘤突"。胸骨旁短轴平面如有膜周缺损和"瘤突",多发生于胸骨左上方位置,同时也可见漏斗肥大。此外,胸骨左上方可见肺主瓣交界处纤维。如果有主动脉瓣脱垂,从胸骨一侧的长短轴可以清楚地看到。先前的肌肉损伤可以通过长线条检测到。从心尖、剑突下以及从短轴到二尖瓣和心尖等邻近区域可以看到心尖上的许多小孔。彩色血流图像在发现上述问题方面更有用。

4. 心导管　目前,由于超声心动图可以提供足够的解剖和血流动力学数据,心导管插入术诊断通常很少使用。然而,当存在平均左右分流时,仍有必要确定心导管插入术治疗的室间隔缺损的大小,以选择具体的手术计划。对于疑似肺血管疾病的儿童,可以使用心导管插入术来确定肺血管疾病逆转率。如果测得的血氧饱和度高于正常值,则表明心室水平存在左向右分流。利用菲克原理,可以计算分流。当缺损为中等至较大时,肺动脉压力会增加。对于那些患有慢性阻塞性肺疾病且未经手术的患者,可以通过从心脏导管吸收 100% 的氧气和 NO 气体来估计肺血管阻力的程度。然而,目前尚不清楚这种方法是否能使不同的患者有明确的手术指征。同样,尽管肺活检仍然可以了解肺活检的水平,但当取样有问题时,仍然会导致误诊。

左心室导管可以测量心室缺陷的数量、大小和位置。长轴斜位或四腔成像可显示心脏中部和心尖部的室间隔和室间隔缺损,而右前斜位成像可显示材料下缺损和前室间隔肌缺损。对于需要闭合导管手术的患者来说,明确的血管造影位置尤为重要。升主动脉血管造影术用于估计伴随主动脉瓣脱垂和主动脉反流的水平。右心室造影可以显示肺动脉漏斗的狭窄程度。

5.心血管造影　室间隔缺损的心血管造影通常始于长轴斜向左心室造影。选用猪尾左心室造影导管。管道的直径位于左心室心脏的顶部。造影剂剂量通常为 1.5 mL/kg,对于大体积室间隔缺损的婴儿,造影剂的使用量可提高到 1.8 ~ 2.0 mL/kg。在长轴斜位,X 射线与室前间隔相切,主要是室间隔缺损,膜性缺损和小梁动脉治疗效果最好。长轴斜向左心室血管造影术也会导致脐带中明显的动脉缺陷。然而,左心室血管造影术显示出更好的冠状动脉缺陷的直接迹象,如室间隔呈弧形流动。前室间隔与左倾 60° ~ 70° 的 X 射线相切,后室间隔与左倾 40° ~ 45° 的 X 射线相切。引流肌的缺损位置靠后,所以肝锁位显示明显。肌腱的缺损功能一般不低。左心室至右心房分流也最好,通过左心锁定心室血管造影术进行治疗。由于左心室的压缩程度较大,右心房的投影为头端,与右心室的重叠较少,因此左心室血管造影术可以显示造影剂先进入右心房,然后进入右心室,这种功能还可以揭示膜性室间隔肿瘤。长轴斜向左心室造影也是显示各种室间隔缺损的最佳方法。因为最常见的室间隔缺损是膜缺损加上肌肉缺损,长轴斜投影可以显示这两个部分之间的缺损,上下分开显示体征。长轴倾斜左心室血管造影术未直接进行漏斗修复。长轴斜向左心室造影术中,首先发现肺动脉,然后发现右心室,这是漏斗部缺损的结果。左心室造影是在 30° ~ 45° 的右前斜角处进行的。X 射线与室间隔复制漏斗状部分相切,这是治疗漏斗状缺损最有效的方法,可以显示漏斗状缺损的直接征象。在右前斜左心室造影中,通过将造影剂从下方的主动脉瓣注射到下方的肺动脉瓣,可以发现漏斗缺损。根据造影剂进入右心室时的上边缘是否靠近肺动脉瓣,则确定是缺陷下方的肺动脉瓣还是肺动脉瓣的形状。右前斜左心室造影不仅能显示体液缺损的直接征象,还能显示主动脉瓣脱垂的程度和程度。右前斜位投影时,主动脉右冠状窦瓣在前,非冠状窦瓣在下。在心室收缩过程中,造影剂从左心室喷向右心室。右主动脉冠状窦瓣前后移动,制备成室间隔缺损并形成乳头状突。小主动脉瓣脱垂。心室舒张期脱垂的瓣膜可以切除。在严重的主动脉瓣脱垂中,瓣叶在心室舒张期仍有脱垂和变形,无法恢复。

（六）鉴别诊断

室间隔缺损应与下列疾病相鉴别。

（1）房间隔缺损:杂音的位置和性质与前面提到的室间隔缺损不同。

（2）肺动脉瓣狭窄:最常见的病变部位是肺动脉瓣区,呈喷射状,P2减弱或消失,右心室增大,肺血管影变薄。

（3）特发性主动脉瓣下狭窄:对于平面收缩期杂音,心电图Q波和超声心动图有助于诊断。

（4）室间隔缺损合并畸形。

1）室间隔缺损合并主动脉瓣关闭不全:室间隔缺损伴主动脉瓣功能不全的发生率占室间隔缺损病例的4.6%~8.2%。如果室间隔缺损仅位于主动脉瓣下方,且瓣膜下部没有支撑组织,则可拉动主动脉瓣叶(后叶或右叶直径),随着血流中断而脱垂,并穿透心室,导致主动脉瓣功能不全。

2）心室中隔缺陷连接未关闭的动脉导管:这是心室中隔与未关闭的动脉导管最严重的缺陷。左向右分流均存在于心室和肺动脉水平,流速高,常伴有肺部并发症。

3）室间隔缺损合并肺动脉口狭窄:多为大面积室间隔缺损伴继发性漏斗狭窄,常见于儿童;如果肺动脉瓣狭窄是复杂的,程度很小,应该与法洛四联症进行判别。

4）左心室右心房通道:多为膜性室间隔缺损伴三尖瓣间隔裂,裂缘与口部缺损相连。其中少数是室间隔部形成的动脉瘤,散布在三尖瓣内,引起左心室-右心房相通。除了室间隔缺损的特点外,临床表现还包括右心房增大、右心房血氧含量升高等。心血管造影可以提供准确的诊断。

（七）治疗

1.药物治疗　缺损问题较小者不需要治疗。然而,为了避免细菌性心内膜炎的发生,在进行牙科或其他可能导致透皮出血的治疗之前,应首先使用抗生素进行预防。当部分或完全分流正常时,患有中度至大型左侧至右侧分流和心力衰竭的婴儿最初也可以接受药物治疗。

（1）利尿药:减少心脏负荷和动脉阻塞系统。苯丙胺具有钾作用,同时使用呋塞米不需要额外的钾添加剂。

（2）地高辛:但当婴儿早期的负担增加时,通常不使用它。

（3）血管扩张药:例如依那普利和卡托普利可以降低血管压力,防止过载。长期服用时,应不断检查血液电解质、地高辛水平和肾功能。当药物治疗无效时,建议尽快进行手术。

2.外科治疗

（1）手术指征:对于没有其他畸形的单纯性室间隔缺损,药物治疗不能控制心力衰竭;左右分流大,效率低,响应差;肺高压引起重复性肺病。如果主动脉-肺血流量超过2%,则表明至少存在缺陷,需要手术来缩小间隙;如果这个比例小于2:1,就不会发生肺高压。一般情况下,在1~2岁之前和之后进行药物疗法,重新检查心导管,以了解从左到右分流和肺血管阻力的变化;如果5~6岁儿童的肺动脉压仍比主动脉高50%,则仍需要手术来降低肺血管疾病的发病率。大多数患者的手术时间为3~12个月。在这个年龄阶段,进行了室间隔缺损修复,肺动脉将恢复正常。在心血管中心,接受室间隔手术的婴儿死亡率接近于0。

（2）术后早期并发症:低心输出量综合征是由心室功能障碍、完全分离和肺水肿引起。

（3）手术治疗:大多数室间隔缺损可以通过心房通路修复,此外,肥厚的漏斗状肌也可以通过心房途径切除;动脉下缺损可能通过主动脉瓣通路,但对于某些静脉缺损,应以左心室或右心室为入口;远端静脉多孔的手术治疗对儿童来说更困难。肺动脉环切术可首先减少分流,手术闭合可以在手术后1~2年进行。越来越多的侵入性室间隔缺损通过手术和导管插入术治疗。动脉下并发症合并主动脉瓣疾病是早期手术的指示,而不是取决于分流的大小。然而,对于没有主动脉瓣畸形的间隔缺损,手术的必要性仍然存在争议:一些人建议,所有动脉下并发症都应该通过手术治疗,以避免主动脉瓣畸形发生。然而,最近的研究表明,小于 5 mm 的缺陷不太可能导致主动脉瓣畸形和主动脉反流,而小于 5 mm 且缺乏临床症状的患者可以用简单的药物治疗;对于患有主动脉瓣脱垂、主动脉瓣反流和关闭的儿童,也需要进行主动脉瓣修复。对于由大面积室间隔缺损引起的肺部疾病患者,在决定是否进行手术之前,应仔细了解肺血管阻力和肺血管舒张后肺血管阻力的丧失程度。在导管插入术期间,控制 100% 氧气和一氧化氮气体的吸收可以评估肺血管反应的程度。肺循环阻力大于 8 个 Wood 单位,这通常被视作手术禁忌。当出现艾森门格综合征时,只能进行心脏移植手术。

3. 经导管介入治疗 目前,许多封堵装置已被用于室间隔缺损的经导管封堵术。用来填补缺陷的工具包括蚌壳伞、Rashkind 伞、Sideris 纽扣等。这些装置的最大局限性在于使用时需要大规模操作和工艺集成,对于填充设备的缺陷维修、更换和修复能力较弱。近年来,Amplatzer 室间隔缺损填充装置已非常有用,尤其是用于肌肉缺损。据报道,Thanopoulos 等人治疗 8 名 2～10 岁儿童的肌缺损,2 名儿童立即闭合了缺损,另外 5 名儿童在手术后 24 h 内仍然闭合了空隙,1 名患儿在手术后 6 个月仍有少量残留。与肌肉病变不同,膜周缺损更难治疗,因为它靠近主动脉和三尖瓣,差异更大。常见问题包括更换填塞物、主动脉瓣穿孔等,改良后的 Rashkind 伞和 Sideris 纽扣可以用来解决后期问题。

(八)预后

对小缺陷的预后是好的,自然闭合范围为 75%～80%,通常在 5 年内闭合。但儿童可能患有感染性心内膜炎。10%～15% 的婴儿可能会经历心力衰竭、药物治疗或手术;患有早期肺动脉高压的儿童可能在 1 岁时就患有肺部疾病。对于那些出生后肺血管阻力耐药性下降的人来说,发绀可能是第一症状;大多数艾森门格综合征患者可以活 40 年以上。死亡原因包括咳血、心力衰竭、心内膜炎、脑脓肿、血栓栓塞、妊娠和心律失常猝死。大多数手术患者具有良好的长期疗效,很少有患者具有完全的房室传导阻滞,需安装起搏装置。至于心搏骤停后的传导阻滞,也可能发生猝死。同样,术后心室异位也会导致室性心律失常和猝死。少量残余分流是常见的。一般来说,这些 VSD 残留物可能不会导致血流动力学异常,但仍需要抗生素来终身保护细菌性心内膜炎。

三、动脉导管未闭

动脉导管未闭(patent ductus arteriosus,PDA)这是一种病理状态,动脉导管未闭合,但在出生后仍然开放。动脉导管由6对支气管动脉弓的远端进化而来。在妊娠期间,它将大部分从右心室流向右心室的血液引导到降主动脉,并将其输送到氧气源。出生后,动脉导管未闭可以作为一种独立的疾病存在(可以单独存在),也可以与其他心血管异常共存,如主动脉弓狭窄或阻塞、严重主动脉狭窄、左心发育不全综合征、肺动脉闭锁、急性肺动脉狭窄或作为血管环的一部分。

（一）发病原因

胚胎心脏发育的主要时期是在妊娠的第2~8周,这个阶段经常发生心力衰竭。先天性心脏缺陷的发生原因有很多,可分为内部因素和外部因素,后者占比更多。内部因素主要与遗传有关,尤其是染色体移位和畸变,如21三体综合征、13三体综合征、14三体综合征、15三体综合征及18三体综合征等,主要与慢性心力衰竭有关;此外,先天性心力衰竭患儿心血管异常的发生率高于预期。最重要的外部原因是宫内感染,尤其是传染性疾病,如风疹、腮腺炎、流感和柯萨奇病;其他因素,如妊娠期间暴露于高水平辐射、使用某些药物、代谢或慢性疾病、缺氧和高龄母亲(接近更年期),都有患先天性心力衰竭的风险。

动脉导管是胎儿循环的主要一环。婴儿出生后,随着第一次呼吸的形成,血氧水平升高,这会导致动脉导管壁的动脉收缩和闭合。一般来说,大多数动脉导管在出生后的第一天就已经关闭了,但由于缺氧和其他原因,可以在7~10 d后重新开放。解剖学上的闭塞通常必须在1岁左右完成。组织学变化是内皮细胞形成的血管内膜垫首先迁移到动脉导管腔,然后是内膜下出血坏死、结缔组织增生、瘢痕形成,最后导致动脉导管腔永久闭塞,形成条状病变。如果动脉导管继续开放,它将在主动脉和肺动脉之间产生一个不必要的通道,称为动脉导管未闭。

（二）发病机制

血液通过动脉导管的价值和方向取决于动脉导管的直径和长度以及肺和血管之间的关系。分娩时,对神经结扎和血管疾病的抵抗力增加。在早产儿中,由于肺动脉平滑肌较少,肺动脉阻力的丧失更明显。当动脉导管不闭合时,可能会出现左右大旁路和左心室过载。同时,心肌细胞小,密度低,心室含水量丰富,患有交感性冠心病的早产儿尚未完全发育,导致早产儿心脏病的收缩和功能较少。当心室容积过高时,增加心率的能力往往受到限制。因此,早产儿,尤其是患有严重呼吸道感染的早产儿,经常因动脉导管开放而出现心力衰竭和肺水肿。

当动脉导管未闭合时,由于主动脉的部分血液已转移到肺动脉,外周动脉的舒张压降低,导致脉压增大,外周血管信号出现。对于患有严重肺病或持续性肺病的新生儿,主肺动脉与主动脉压以上的肺动脉或肺动脉之间可能没有显著差异。同时,动脉导管可能没有分流或从右向左分流,即肺动脉中缺氧的血液流入主动脉,一直流到小腿,导致脚趾发绀,称为异常发绀。

(三)病理生理

出生后动脉导管关闭的机制包括几个因素。在结构组织中,冠状动脉富含肌肉层,有大量不规则的螺旋组织,容易阻塞。出生后循环系统中氧气压力的增加强烈刺激动脉导管的肌肉收缩。此外,自主大脑的化学片段,如激肽的释放,也会损害动脉导管的收缩。

早产儿的动脉导管肌肉发育不好,动脉对部分氧气的反应程度低于成熟儿童,因此早产儿未覆盖动脉导管的发生率较高,占早产儿的20%,呼吸窘迫综合征的发生率较高。开放动脉的大小、长度和形状各不相同,主要分为3种类型。

(1)管型:管道的长度通常在1 cm左右,直径、厚度各不相同。

(2)漏斗型:长度类似于导管的漏斗状,但在主动脉末端较厚,在肺末端逐渐收缩。

(3)窗型:肺动脉靠近主动脉,两者之间有一个直径通常较大的孔。

分流器的大小与管道的厚度以及主血管和肺血管之间的压差有关。由于主动脉在收缩期和舒张期的压力都大于肺动脉的压力,动脉导管未闭的血液继续从左向右分流,导致肺循环和左心房、左心室、升主动脉的流动,并增加了左心的负荷。他的血液供应量是正常的2~4倍。在一些患者中,70%的左心室血流量可通过动脉导管进入肺动脉,导致左心房增大,左心室肥大和发育可导致心力衰竭。大血流量对肺循环的长期影响可诱发肺动脉痉挛,导致严重的肺动脉高压;然后厚而硬的壁会导致阻塞性肺疾病。同时,右心室经历收缩期,右心室肥大甚至失败。当肺动脉超过主动脉的压力时,分流器收缩或停止,导致肺动脉血流反向分流进入主动脉。孩子表现为异常发绀,下半身有发绀,左上半身和右下半身有轻微的发绀。未开封的动脉导管通常单独存在,但10%的病例与其他心脏病合并存在,如主动脉狭窄、心室间壁缺陷和肺动脉狭窄。

（四）临床表现

1. 症状　动脉导管患者可能没有明显的症状。动脉导管厚的儿童咳嗽,呼吸急促,营养困难,并延迟生长和发育。

2. 体征　胸骨左侧上方在所有收缩和舒张水平上都有持续的"机制"样杂音。它在收缩结束时很明显,噪声会蔓延到左锁骨、颈部和背部。当肺血管阻力增加时,噪声的舒张成分可能减弱或消失。在因相对二尖瓣狭窄而出现严重分流的患者中,可以在心尖听到短暂的舒张杂音。肺动脉瓣区域的第二声有所改善。在婴幼儿中,由于血压高,舒张期主要血管与肺部之间的压差并不显著,因此只有收缩压抱怨。当合并肺炎或心力衰竭时,通常只听到收缩期杂音。由于舒张期血流量的减少,会出现高脉冲扩张和外周血管信号,如脉冲流量和毛细血管搏动。

当早产儿的动脉导管未闭合时,外周动脉之间、锁骨下或肩胛骨之间感觉到的收缩性杂音（偶尔和持续的杂音）、早产儿区明显的搏动、肝脏增大、呼吸急促,或呼吸衰竭对机械通气的依赖。

（五）诊断

1. 心电图　分流足够大的患者可能有左心室肥大,有时左心房肥大,原发性肺病的患者,左、右心室肥大方面存在显著差异,严重时甚至只有右心室肥大。

2. X射线检查　如果动脉导管很薄,心脏阴影可能是正常的。在高流量旁路患者中,心胸比增加,左心室下部和心尖增大,左心房略有增加。肺血流量增加,肺动脉段得到保护,肺门血管阴影厚度。当肺栓塞发生时,肺门的肺动脉干及其分支扩张,而远端肺野的肺动脉小,右心室具有增大和肥大的特征。主动脉结正常或突出。

3. 超声心动图　它对临床诊断非常有用。二维超声心动图可以直接检测动脉导管。在动脉导管开放期间,脉冲多普勒可以检测到大多数收缩期和舒张期的规则湍流频谱。叠加彩色多普勒图像显示,红柱流经降主动脉,沿肺侧壁流经导管未闭;在急性冠状动脉疾病中,当肺动脉位于主动脉上方时,可以看到蓝色血液从导管未闭处穿过肺动脉向下流入主动脉。

4.心导管检查 当肺血管阻力增加或怀疑有其他合并症时,需要进行心导管插入术检查,可以发现肺动脉的含氧量高于心室。有时,心脏导管可以通过肺动脉从导管的开口处插入主动脉。

5.心血管造影 逆行主动脉血管造影对于诊断复杂疾病至关重要。当药物进入主动脉根时,可以同时看到主动脉和肺动脉,还可以看到动脉导管未闭。

(六)治疗

1.早产儿 对于早产儿,在疾病的早期阶段应限制液体和盐的摄入量。对于出生后体重低于 1 000 g 的早产儿,在出生后 10 d 内注射吲哚美辛(消炎痛)可以关闭动脉导管。但是,与肾衰竭、坏死性结肠炎和血液疾病的儿童不应被允许使用此药,治疗期间应仔细监测肾功能。最近,布洛芬(异丁苯乙酸)液滴被用于促进动脉导管的闭合,其疗效与吲哚美辛相同,少尿不易出现。布洛芬给药 3 次,第 1 次给药 10 mg/kg,第 2 次给药 5 mg/kg,在接下来的 24 h 内,导管闭合率可达 70%。如果治疗后不能修复心功能,应进行结扎动脉导管手术。动脉导管结扎可以在新生儿重症监护室(NICU)进行,以避免转移到手术室期间出现紧急并发症。手术并发症很少,如导管撕裂、膈神经麻痹、乳糜胸、左肺动脉和降主动脉结扎错误,因此术后有必要检查股动脉脉搏。通过随机观察和对照研究,对于体重≤1 000 g 的早产儿,在出生时结扎动脉导管保护可以降低坏死性小肠结肠炎的发病率。

2.足月儿和年长儿 在急性左、右分路器儿童中,闭合动脉导管可以修复心力衰竭,并最终消除肺部疾病的风险。为了防止心内膜异位感染,即使是轻微的分流,也建议结扎动脉导管。特别是手术并发症和死亡率仍然很低。然而,结扎动脉导管仍然存在争议,只是为了消除心内膜炎的风险。

3.经皮穿刺经导管动脉导管堵塞术 目前,导管介入治疗开路动脉导管比结扎好。从 19 世纪 70 年代初到 20 世纪 80 年代初,在双伞 Rashkind 设备被广泛使用之前,很少进行心脏动脉阻塞。然而,Rashkind 的双伞现在很少使用,因为它们的成本很高,需要一个更大的静脉管鞘,以及较高的 10% ~20% 的残余分流量。据报道,一些患者可能仍会出现严重贫血和左心室出血。最近,填充涤纶纤维的不锈钢线圈越来越多地用于阻塞中小型动脉导管。可拆卸弹簧线圈与可调释放机构的设计,因为其优越的能力,易于操作,易于修复和放置。弹簧环胜在价格便宜,只需要一个小管道,密封率超过95%。需要高技术来闭合4 mm及以上的大动脉导管,并且应该植入许多线圈。线圈闭合术的并发症很少见,包括线圈闭合引起的肺动脉分支栓塞、阻塞不足导致血管内出血,植入多线圈导致左肺动脉狭窄,血管内出血常见。对于未关闭的大动脉导管,最近流行的新型Amplatzer导管堵塞产生了良好的效果。

4.手术治疗　外科结扎导管临床上残余分流率为0.4%～3.1%。当用颜色敏感的多普勒超声波检测时,剩余分路率较高。因此,在一些复发和管道分泌物超过7～10 mm的患者中,在手术期间应停止动脉导管。然而,在大多数临床环境中,手术目前仅适用于未接受药物治疗或与治疗有冲突的早产儿。近年来,对婴幼儿进行了腋下小切口开胸手术,取得了令人满意的结果。胸外科已成功应用于儿童动脉导管的闭合。手术包括胸腔下静脉引流。有经验的医生可以在20 min内完成。新技术已扩展到早产儿和婴儿,还包括肺气肿和喉返神经问题。知识的积累可以减少这些问题的发生。

5.无症状动脉导管未闭　使用彩色多普勒技术,还可以检测到一些无症状动脉导管引起的弱光束。据报道,在接受彩色超声检查的儿童中,约0.5%的儿童患有无症状动脉导管未闭,因为他们的声音与动脉导管未通畅的血流无关。

(七)预后

完成未接受动脉导管未闭性疾病治疗的患者的自然疗程。通过听诊,预计每年关闭的概率约为0.6%,可能略高于实际结果。有关预期寿命的数据通常在使用抗生素之前收集,因为感染性心内膜炎是儿童死亡的主要原因。预防使用抗生素改变了这种情况。继发问题包括动脉内膜炎、与肺结核相关的肺炎。与以前相比,动脉内膜炎感染的风险大大降低。联合手术是在彩色多普勒证实导管完全阻塞后,常规抗生素的使用延长了半年到一年以预防。通过早期诊断和治疗,癌症相关并发症不会发生。有时,患者会发展为肺部疾病,而这一过程不会导致癌症,这与动脉导管的闭合相反。这些患者通常被认为可以进行肺移植。动脉导管肿瘤是罕见的。当它发生时,导管可以扩张和压迫肺血管,导致喉返神经破损或导致肿瘤破裂。

◀◀ 第二节　病毒性心肌炎

病毒性心肌炎(viral myocarditis)即心肌炎是病毒侵入心脏引起的主要病因,有时病变也可累及心包或心内膜,其病理特征为心肌细胞坏死或变性。儿童的情况仍然不清楚。国外报道指出,在事故中死亡的年轻人中,该病毒的检出率约为4%。流行病学资料表明,可引起儿童心肌炎的病毒包括柯萨奇病毒(B组和A组)、回声病毒、脊髓灰质炎病毒、腺病毒、肝炎病毒、流感和副流感病毒、麻疹病毒、单纯疱疹病毒和腮腺炎病毒。值得注意的是,新生儿期感染新型冠状病毒可导致高发病率的传染病,死亡率超过50%。

一、发病原因

许多病毒可引起心肌炎,其中肠病毒是最常见的病毒,尤其是柯萨奇病毒 B1～B5。研究结果表明,腺病毒是心肌炎的重要病原体之一。

二、发病机制

病毒感染是心肌炎的主要病因,其中柯萨奇病毒 B1～B5 是最常见的病因;其次,有柯萨奇病毒 A4 型和 A16 型;病毒感染的致病性和儿童的易感性与埃可病毒 9、11、22 感染的发生及严重程度有关。目前对发病机制的研究主要集中在两个方面。

(一)免疫机制

美国和日本的一些科学家已经认识到,心肌炎病毒的细胞免疫起着重要作用,其次是病毒的局部作用。亲心性柯萨奇病毒 B 感染后,脾脏可促进自身抗体和细胞溶解性 T 淋巴细胞,这些细胞作为抗原对心肌细胞具有自身免疫作用,对病毒性和非病毒性心肌损伤、严重细胞损伤和细胞溶解性 T 淋巴细胞都具有裂解作用。感染后,心肌细胞表面有心肌抗原,病毒使其发生变化。因为 T 淋巴细胞可以识别这种抗原,心肌细胞会溶解,引起炎症。上述两种 T 细胞是胸腺依赖性 T 细胞,胸腺切除后,重组病毒不会出现上述反应。研究还表明,患有相同心脏病的人有不同程度的病理变化,一些非传染性因素可能与感染者的遗传和身体特征有关。

(二)自由基的研究

氧自由基是具有奇数电子的原子和原子群。氧气是细菌最重要的电子接收器。在氧化代谢过程中,它可以产生许多自由基,这些自由基非常活跃,对组织有很大的影响。这3种类型主要是超氧阴离子、过氧化氢和羟基自由基。正常的心血管肌肉含有许多可以随时去除自由基的酶,主要是超氧化物歧化酶(SOD)、谷胱甘肽过氧化物酶、过氧化物酶和其他影响细胞脂质、蛋白质、糖和核酸代谢的氧自由基。导致细胞膜完整性的丧失和通透性的增加,破坏亚细胞器官和核蛋白、酶、核酸等,造成细胞损伤、细胞破坏和死亡。

三、临床表现

(一)症状

临床试验的严重程度因年龄和严重或慢性疾病的标准而异。预后通常是正常的。有些患者起病隐匿、乏力、运动功能低下、心悸和胸痛。少数严重心力衰竭患者可能会出现心力衰竭、心源性休克,甚至猝死。少数患者表现为慢性疼痛并发展为扩张型心肌病。当婴儿生病时,病情进展迅速,常见症状包括发热、反应迟钝、呼吸困难和发绀。动脉、肝脏和肺部的问题很常见。

(二)体征

心脏发育不全,伴有心动过速、心音迟钝和动脉粥样硬化,可导致心力衰竭和昏厥。在心力衰竭患者中,心扩张、肺湿啰音、肝脾大、呼吸急促和发绀,而重症患者可能突然出现心源性休克、脉弱和低血压。

四、并发症

不同的心律失常常见于早期卒中、心动过速(心室传导阻滞)、心动过速(室性心动过速、房性心动过速)、心房颤动、心力衰竭、心源性休克、多器官衰竭和阿-斯综合征。儿童心肌炎通常伴有黄疸、各种器官损伤、弥散性血管内凝血和缺血性心脏病。

五、诊断

(一)诊断依据

心肌活检仍然被视为临床诊断的金标准,但由于实验室的限制,阳性率仍然不高。

1. 临床诊断依据

(1)心源性休克或心脑综合征。

(2)心血管疾病(X射线和超声心动图的表现之一)。

(3)心电图改变:2个或多个显性性状(Ⅰ、Ⅱ、aVF、V_5)的ST-T改变在结束时由R波控制超过4 d,伴有进行性变化、窦腔和房室传导阻滞、完全性右束支或左束支传导阻滞、附着、多模式、多源头、成对或早期搏动,异位性心动过速,低电压(婴儿除外)和由房室结缺失和房室折返引起的Q波异常。

(4)肌酸肌酶同工酶(CK-MB)升高或心肌肌钙蛋白(cTnI或cTnT)阳性。

2. 病源学诊断依据

(1)诊断指征:心内膜、心肌、心包(显微镜、病理学)或心包穿刺引流可检测到以下任何一种。

1)病毒是分离出来的。

2)使用核酸探针识别病毒核酸。

3)适用于特殊的免疫抑制剂。

(2)参考依据:心肌炎通过病毒引起,可以结合以下病例之一的临床诊断来确定。

1)这种病毒从粪便、喉咙或血液中分离出来,恢复期血液中同类型抗体的滴度比第一次血液增加或减少了4倍以上。

2)在疾病的早期,血液中有特异性IgM抗体。

3)用核酸疫苗鉴定儿童血液中的病毒核酸。

3. 确诊依据　有两种诊断依据的情况下即可诊断。在支持诊断开始前的同一时间或1~3周有感染的证据。

(1)同时有病因和诊断依据的人可以被诊断为病毒性心肌炎。

(2)仅有病因证据的人也可以被诊断为病毒性心肌炎。

(3)如果没有诊断依据,应提供适当的治疗或随访,并根据病情的变化确认或排除心肌炎。

（4）应排除风湿性心肌炎、毒性心肌炎、先天性心脏缺陷、先天性结缔组织和代谢性心肌损伤、甲状腺功能减退症、原发性心肌病、原发性心内膜炎、先天性心室传导阻滞、心自主神经衰竭、β受体功能亢进和心电图变化。

（二）辅助检查

1. 心电图　可以看到严重的心律失常，包括各种类型的期前病变、室上性和室性心动过速、心房和心室颤动，以及房室传导阻滞。当心肌受累明显时，T波减少，可以看到ST-T改变，但心电图没有特异性，强调了动态评估的重要性。

2. 心肌血生化指标

（1）血清肌酸激酶（CK）早期升高，主要由心肌CK-MB引起。

（2）血清乳酸脱氢酶（LDH）同工酶升高对心肌炎的早期诊断具有重要意义。近年来通过随访研究发现，心脏肌钙蛋白（cTnI或cTnT）的变化对心肌炎的诊断更具特异性。

（3）超声心动图可以显示心房和心室的扩张，心室收缩功能的损伤程度，以及心包积液和瓣膜功能的存在。

（4）病毒学诊断：在疾病的早期阶段，病毒可以从喉咙、咽喉冲洗液、粪便和血液中分离出来，但它们需要与血清联合检测才能更加准确。恢复期抗体滴度是感染期的4倍以上，疾病早期血液中特异性IgM抗体滴度大于1∶128，通过聚合酶链反应或病毒核酸探针原位杂交从血液或心肌组织中检测核酸病毒可以作为某些发病机制的基础。

六、鉴别诊断

病毒性心肌炎主要应与以下疾病鉴别。

（一）风湿性心肌炎

这种情况经常发生在5岁以上的学龄前和学龄前儿童身上，病变除心肌损伤外，主要累及心包和心内膜。临床表现包括发热、关节肿胀和疼痛、牙周红斑和皮下结节。体检时，心脏区域可听到、心动过速、收缩反流杂音，有时可听到心包摩擦声。保护链"O"水平更高，咽拭子培养中A组链球菌生长和血流速度更快，心电图中房室传导阻滞更高。

(二)β 受体功能亢进症

它通常发生在 6~14 岁的女孩身上。疾病的发作和严重程度通常与情绪变化(如愤怒)和情绪变化(如诊断前)有关。症状多种多样,但它们与交感神经系统增强的效果相似。体格检查显示心音改善,T 波低于正常,心电图显示 ST 发生变化,Penalol 诊断为阳性,多酚丁胺负荷超声波心电图用于心脏 β 受体功能障碍诊断。

(三)先天性房室传导阻滞

大多数患者是第三阻滞,患者的病史可能包括晕厥和亚当斯-斯托克斯综合征。然而,大多数患者患有慢性心脏病,通常没有胸闷、心悸或面色惨白。心电图显示第三次房室传导阻滞,QRS 波狭窄,房室传导阻滞未见改变。

(四)自身免疫病

始发于年轻的自身免疫性疾病,如类风湿关节炎和红斑狼疮。青少年类风湿关节炎的主要临床表现为发热、关节功能丧失、肝脾大、皮疹、红细胞沉降率升高、C 反应蛋白升高、白血流量增加、贫血和相关器官受损。心脏受累可能导致心肌酶谱增加和心电图异常。抗生素无效,但对激素和阿司匹林有效。红斑狼疮在学龄女孩中更常见。可能有发热、皮疹、白细胞减少、红细胞和血小板减少。血中可见狼疮细胞,抗核抗体阳性。

七、治疗

(一)卧床休息

在重病期间,发热后至少要卧床 1 个月左右,以减轻心脏负担和氧气消耗。对于患有严重心力衰竭和心脏肥大的患者来说,躺在床上放松很重要。当情况好转时,心影会逐渐缩小,逐渐开始活动。

(二)镇静及镇痛处理

烦躁不安、皮肤疼痛和肌痛的患者应及时治疗,必要时可口服镇静药物,如苯巴比妥和阿司匹林。如需使用管制类镇静药,需到医院就诊。

(三)控制心力衰竭

心力衰竭患者应及时治疗。由于心肌炎对海洋黄色药物非常敏感,因此容易中毒,因此应以阳性结果的 1/3～1/2 的剂量使用速效缓释剂,如毛花苷 C 或地高辛。药物可以在心搏骤停控制不足后停止使用。对于心力衰竭患者,建议长期使用轻度护理,直到症状和体征改善。使用利尿剂时,应注意添加钾,以防发生严重的心律失常。

（四）肾上腺皮质激素

一般治疗后,如果心力衰竭或末梢循环衰竭无法控制,出现不平衡,氢化皮质类固醇溶液 5～10 mg/kg 或地塞米松 0.3～0.6 mg/kg,可由肾上腺皮质激素治疗,每日 1 次。病情好转后,应在开始时口服泼尼松,剂量为每日 1～2 mg/kg,并在 1～2 周后减少。然而,通常不建议在感染早期（发病 18 d 内）使用,因为激素会抑制身体的免疫力。一些学者认为激素使用的指标如下。

（1）当心肌炎发生心源性休克时,可以短时间使用。

（2）Ⅲ型室传导阻滞是一种新型心肌炎,在短期内使用。

（3）心肌炎严重,其他治疗无效,可以在严格控制下使用。情况好转后,出院后可在家使用,并应注意感染的防治。

八、预后

大多数患者在延迟几周、几个月甚至几年后出现了积极且逐渐的康复。许多患者在 1 小时或 1 d 内死于心源性休克、心力衰竭或严重疾病。患者因重病当场死亡。在某些情况下表现为漫长的过程,留下不同程度的左心室功能障碍。有些病例只表现出超声心动图或心电图的变化而没有临床症状,而有些病例死于慢性心力衰竭。

◀◀ 第三节　小儿心律失常

心律失常的发展与心脏传导系统异常密切相关。心脏正常激动来自窦房结。窦性心律是指心脏通过心脏传导功能以周期性、一定的频率和快速的方式传递,使心脏变得收缩和放松,这叫作正常窦性心律;如果心脏激动的形成、频率或行为异常,就会导致心律失常。

一、房室传导阻滞

房室传导阻滞是指正常房室的电激动传导异常,使心脏不能正常收缩和泵血,如器质性心脏病各种心肌炎、洋地黄等药物引起的心脏损伤;还可以见于健康的运动员和繁重的体力劳动者,以及眼球受压迫和颈动脉窦、胸部和颈部的腺体、迷走神经损伤等。心脏传导阻滞在传导过程中随处可见,包括窦房结与心房之间、心房动脉、房室交界区、房室束及其左右支、浦肯野纤维网和心室肌。在儿童时期,最常见的并发症之一是房室传导阻滞,心房功能发生在房室交界区、房室交界及其分支,不能扩散到正常心室。房室传导阻滞可分为完全性阻滞和部分性阻滞。部分性阻滞可分为两种:一度和二度,完全性传导阻滞也称为三度房室传导阻滞。有暂时的、永久的或间歇性的。

(一)病因

一度房室传导阻滞在小儿中比较常见。大部分由急性风湿性心肌炎引起,但也可发生于发热、心肌炎、肾炎、先天性心脏病以及个别正常小儿。在应用洋地黄时也能延长 P-R 间期。在一些正常儿童中,休息后 P-R 间期较长,站立或运动后可缩短至正常,这表明 P-R 间期的延长与迷走神经的过度应力有关。继发性房室传导阻滞的病因包括风湿性心脏病、各种原因引起的心肌炎、严重缺氧、心脏手术和先天性心脏缺陷(尤其是大动脉转移)。三度房室传导阻滞,也称为完全性房室传导阻滞,在儿童中很罕见。病因可分为两类:先天性类型和获得性类型。先天性如重大室间隔缺损、法洛四联症、主动脉瓣狭窄;后天性如由疾病或喉咙痛等引起的心肌炎。此外,新生儿低钙血症和酸中毒也可能导致第三度房室传导阻滞。大约50%的房室传导阻滞儿童的心脏没有形态学变化,一些儿童患有先天性心力衰竭或心内膜弹性纤维病。

(二)发病机制

心脏的窦房结继续发出电脉冲,这些电脉冲通过心脏的导电系统传输到心脏的各个部位。该引导原理包括负责将电流引导至右心室的右束支和负责将电流导向左心室的左束支。心电图提示右束支传导阻滞,即电流在右支束受阻或延迟,应从左束支传导至左心室,再经心肌通路传导至右心室。右束支传导阻滞比较复杂,可以通过心电图检测到。QRS 波宽度大于或等于 0.12 s 称为完全性右束支传导阻滞,小于 0.12 s 称不完全性右束支传导阻滞。任何能引起心肌损伤的疾病都会导致右束支损伤,如心肌炎、心肌病、冠心病、心脏传导系统引起的其他疾病,损害心功能,多种可导致右心室肥大和扩张的疾病,以及一些先天性心脏病。此外,有许多心电图上提示右束支传导阻滞,其心脏常规诊断正常,多年后没有进一步发展。

(三)临床表现

一度房室传导阻滞本身没有不良的血流动力学。在听诊治疗中,除了低噪声和原发性心脏钝音外,没有其他特点。诊断主要依据心电图检查。但儿童的 P-R 间期延长,起床或锻炼后 P-R 间期可以缩短到正常水平。该情况表明 P-R 间期的延长与迷走神经的分布有关。二度房室传导阻滞的临床表现取决于传导阻滞引起的心脏基础和血流动力学变化。当心室率过慢时,可引起胸闷、心悸,甚至头晕和晕厥。在听诊过程中,除了可以检测到老年心脏病引起的听诊变化外,还可以检测到心律失常和脱漏搏动。Morse Ⅰ型多于Ⅱ型,但Ⅱ型预后更严重,易发展为完全性房室传导阻滞和改善性阿-斯综合征。二度房室传导阻滞的治疗应集中在第一种疾病上。当心室率过慢,心输出量较少时,可以使用阿托品和异丙肾上腺素进行治疗。预后与心脏的病理变化有关。那些由心肌炎引起的病症最终可恢复;当传导阻滞在房室束的远端并且有 QRS 波扩展时,估计更严重,可能发展为完全性房室传导阻滞。

一些患有三度室传导阻滞的儿童没有任何诉说。患有房室传导阻滞的人和出生时患有心脏病的人病情严重。他们在工作中会因为心率下降而感到疲劳、头晕和呼吸急促。最严重的并发症是阿-斯综合征的发作,儿童昏迷,甚至死亡。有些孩子会导致心力衰竭,降低对压力状态的耐受力。在体格测试过程中,脉冲缓慢而连续地跳跃。第一个声音的强度不同,有时可以听到第三个或第四个声音。大多数患者在心脏底部可感觉到Ⅰ或Ⅱ级杂音,这是每次心输出量增加导致半月瓣相对狭窄所致。由于血液通过房室瓣过度增加,可以听到舒张中期杂音。X 射线片显示,在没有其他心血管疾病的三度房室传导阻滞患者中,60% 患有冠心病。

(四)诊断

1.实验室检查 应进行心肌酶、血浆电解质率、pH 值和免疫反应等测试。

2. 辅助检查 常规做心电图、胸片、超声心动图检查。

(1)24 h 动态心电图:观察心室频率减缓的程度,伴有早期心室冲击、室性心动过速等严重并发症。Holter 监测仪不仅可以用于监测心功能节律,还可以用于检测短期 ST 段变化,这导致放射源短缺,只能记录静息状态下的心电图波形,难以快速、瞬时地检测心肌缺血,增加心肌缺血的检测频率,特别是在没有心肌缺血症状的情况下,对临床评价无症状心肌梗死的预后具有临床意义。

(2)运动心电图:观察幼儿的运动强度,运动后心室频率指数的增加是否导致心室心律失常。如果运动后心室频率每分钟增加超过 10 次,这表明阻塞点高于希金斯球体。心电图测试是压力心电图测试中最常用的方法,也称为压力测试。它是目前应用最广泛的心脏诊断程序。许多冠心病患者,尽管冠状动脉疾病的最大潜力已经降低,但通常在休息时控制冠状动脉血流而不发生心肌缺血,心电图可以正常实现。为了显示冠状动脉血流减少或相对稳定,可以使用运动或其他方法来压迫心脏,增加心肌耗氧量,诱导心肌缺血,并有助于监测心肌缺血的诊断。这种通过运动增加心率诱发心肌缺血,从而导致缺血性心电图变化的实验,称为心电图运动试验。近年来,在二级楼梯上锻炼的强度有所降低,通常使用踏车锻炼和平板活动训练。后者的优点是在运动过程中可以观察心电图和血压的变化,并可以根据客观要求逐渐增加运动强度。运动测试在缺血性心脏病中有重要应用。

(3)希氏束电图:确定房间接头、电导块或电导束下方的电导锁位置。

(4)超声心动图:通过胎儿超声心动图评估房室收缩之间的关系,可以在分娩前检测到先天性完全性房室传导阻滞。

(五)鉴别诊断

小儿房室传导阻滞需要与下列疾病相鉴别。

1.2:1 或 3:1 房室传导阻滞可为二度Ⅰ型或二度Ⅱ型房室传导阻滞,不容易区分,应该加上长线心电图。如果发现房室传导率和 P-R 间期改变,可能是Ⅰ型;一般认为,对于二度 2:1 房室传导阻滞,如果短 P-R 为长周期,没有束支传导阻滞型 QRS 波,则窄 QRS 波通常为Ⅱ型。

2.二度窦房传导阻滞 干预期间没有 QRS 波或 P 波,而二度房室传导阻滞期间 P 波出现规则,P 波后没有 QRS 波形。

3.未下传的房性期前收缩二联律　所有心房期前收缩的 P 波均埋藏在 T 波中。当其兴奋传递到房室结时,仍处于不应期,因此心房收缩被破坏,无法扩散到心室,导致过早射血。

应将其与二度 2：1 房室传导阻滞区分开来。前者可视为早期异位 P'波,异位 P'波常发生在先前 T 波的下行支。需要注意 T 波的变化,而后者可以连续检测窦性 P 波。

4.窦性心动过缓　窦性心动过缓(sinus bradycardia)是窦房结自律性降低所致的窦性心律失常,其频率在 60 次/min 以下。应将其与二度 2：1 房室传导阻滞区分开。有时,没有向下传输的 P 波与 T 波或 P 波重复得很少,需要仔细检查是否存在 P 波。

5.房性心动过速　如果心房率超过每分钟 250 次,则可能发生二度 2：1 房室传导阻滞,这是一种功能性障碍。

（六）治疗

1.一度房室传导阻滞　由于治疗病因及时,无须特殊治疗,预后良好。

2.二度房室传导阻滞的治疗　需要针对原始发作疾病。当心室率过慢,心输出量较少时,可以使用阿托品和异丙肾上腺素进行治疗。预后与心脏的病理变化有关。

3.三度房室传导阻滞　有心力衰竭或阿-斯综合征症状的患者需要医疗保健。治疗缺氧和酸中毒可改善传导功能。对于心肌炎或手术造成的暂时性损伤,肾上腺皮质激素可以消除局部水肿。阿托品和麻黄碱可以口服,异丙肾上腺素可以舌下服用。病情严重时,可皮下或静脉注射阿托品 0.01～0.03 mg/kg,异丙肾上腺素 1 mg 溶于 5%～10% 葡萄糖 250 mL,输液量 0.05～2.00 μg/(kg·min),然后根据心率迅速调整。

4.具备以下条件者应考虑安装起搏器　反复发生阿-斯综合征,药物疗效不佳或心力衰竭的患者。一般情况下,在治疗前,必须设置临时起搏器,使其恢复正常。如果患者在观察约 4 周后仍未恢复良好,则应考虑放置永久性起搏器。

二、室性心动过速

儿童室性心动过速(ventricular tachycardia,VT)是指来自心室的 3 次或

3次以上连续搏动。儿童室性心动过速的心室率超过每分钟120次（成人超过100次/min）。患有烦躁不安、黄疸和呼吸急促的儿童很常见。年龄较大的儿童可能会抱怨心悸、心前区疼痛，严重的疾病可能包括昏厥、休克和心力衰竭。据报道，大约6%的快速性心律失常是严重的快速性心律失常，当性行为时，可发展为心室颤动并导致死亡。由于室性心动过速频繁改变血流动力学，常引起休克、胸闷、呼吸困难、黑蒙、晕厥、休克等症状。因此，室性心动过速是一种需要及时治疗的紧急治疗方法。目前，对婴幼儿室性心动过速的最低心率限制还没有达成共识，特殊人群室性心动过速的心率应高于正常心率的25%。

（一）病因

引起儿童室性心动过速的原因有很多，多见于心血管疾病本身，也可见于其他因素引起的心脏损伤，如药物、中毒、传染病、缺氧、电解质紊乱等，还有一些原因不明的"正常人"。

1. 生理性　在婴幼儿中，一些室性心动过速患者没有器质性心脏病或其他身体疾病，经常在运动中发作。

2. 心脏疾病　儿童术中及术后常有心肌炎、先天性心力衰竭、心脏病、心肌病、风湿性心脏病等。

3. 全身性疾病　严重缺氧、窒息、系统性红斑狼疮和严重感染可导致心肌损伤并导致室性心动过速。

4. 电解质紊乱和酸碱失衡　各种原因引起的低钾血症、低钙血症和低镁血症是室性心动过速的主要原因。

5. 药物和毒物作用　如洋地黄、各种免疫抑制剂的致心律失常作用、其他药物的中毒或过敏都会导致室性心动过速。

（二）发病机制

与成人一样，儿童室性心律失常的电生理过程与所有其他心律失常的过程相同，即自不相容、诱导功能恢复和功能恢复。目前尚不能确定某些室性心律失常的发病机制，也不能被心电图推测出来。然而，了解这些可能的机制可以帮助我们了解室性心动过速的病因、诊断和治疗。

1. 自律性异常　一些自由度正常的细胞，如窦房结和房室结细胞，在膜容量达到阈值后，可以自发去极化并增加去极化的能力。心肌细胞跨膜的自发去极化和维持可以通过控制细胞内外离子的跨膜流动来实现。大多数心肌细胞在正常状态下不是独立的,但在受伤或疾病状态下可以获得自由。该细胞的异常自律性不同于自动脉冲速度细胞,其膜能力发生了变化。

2. 触发激动(触发自律性) 该活性是由去极化细胞对先前操作能力的反应引起的。以下电位出现在去极化能力的第三阶段,可分为两种类型:早期后去极化和晚期后去极化。Cranefeld 于 1975 年首次提出了触发激动的概念。触发兴奋是指心脏去极化引起的膜振荡后电位,通常发生在去极化之后,因此也称为后去极化。当后去极化电位达到电位阈值时,就会产生激活电位。由于具有侧电位,心动过速可能呈串联发展。可以看出,刺激后包括心肌细胞的活力和诱发心律失常诱导。当前一种操作能够在再次极化后恢复或降低阈值时,即发生后去极化,分别称为早期后去极化(EAD)和延迟后去极化。EAD 发生在复极结束之前,即操作能力的第三阶段。当心率减慢时,EAD 增加,也称为心动过缓依赖性。EAD 发生在复极结束时或之后。当心率升高到一定程度时,EAD 增加,也称为心动过速依赖性。

3. 折返 折返是最常见的快速复原技术。以下是执行转换的 3 个重要条件。

(1)在解剖学或功能上,至少有两种可能性将近端和远端连接以形成传导回路。

(2)传导回路存在缓冲区溢出。

(3)没有阻碍的通道传导缓慢,有阻塞的通道提供了足够的时间来恢复应力。虽然两个通道之间的传导延迟和难治性是必要的,但会形成连续的前向循环电刺激,导致心动过速。复发性心动过速可以通过早期刺激或加速刺激诱导和停止,其维持需要折返环的电生理问题的组合。这项机制可以解释心脏手术后的一些晚期室性心律失常。

(三)临床表现

类似于阵发性室上性心动过速,但症状更严重。患儿常感到烦躁难安,脸色苍白,呼吸急促。年龄较大的儿童可能会抱怨心悸和心前区疼痛,严重的并发症可能包括晕厥、休克、充血性心力衰竭等。关键词癫痫患者血流动力学改变有轻微改变;癫痫患者可在超过 24 h 内发生显著的血流动力学变化。体格检查显示,心搏骤停迅速,通常每分钟超过 150 次,节律相同,心音强弱不同。

（四）诊断

心电图是诊断室性心动过速的重要手段,但有时很难将其与室上性差传导心动过速区分开来。应根据临床病史、体格检查、心电图特征和对医学评估的反应对其进行仔细分类。

（1）应进行心肌酶、血液 pH 值、红细胞沉降率、抗“O”、免疫功能等测定。

（2）为了确定病因,应定期检查 X 射线胸片、超声心动图（UCG）和动态心电图。窦性动脉粥样硬化期间的心电图有助于了解是否存在短期 Q-T 和冠状动脉疾病的低发病率。UCG 可检测二尖瓣脱垂、肥厚型心肌病、扩张型心肌病、致心律失常型右心室心肌病和肿瘤。动态心电图监测可以了解室性心动过速的频率、发病的时间和心电图结构。

（3）一些孩子需要选择运动试验、血液测试和电生理测试来确定病因。

（五）鉴别诊断

临床上宽 QRS 波型心动过速有时不易鉴别,判断是室上性心动过速还是室性心动过速对临床治疗的选择非常重要。由于心室心动过速在严重的心脏病患者中更常见,如果不及时治疗,恢复往往更糟。

1. 阵发性室上性心动过速（paroxysmal supraventricular tachycardia, PSVT） 此病通过心电图分析可以证实,QRS 波是室上性静止、快速、良好的。大多数房室折返患者在 QRS 波后出现逆行 P′波,而房室结折返性室上性心动过速患者在 QRS 波后没有 P′波。预激综合征附属系统前行或室上性心动过速伴分支阻滞时,心动过速 QRS 波宽度异常。食管起搏可引起室上性心动过速,在大多数患者中具有局限性,并可进行预分类。

2. 阵发性室性心动过速

（1）连续 3 次或 3 次以上室性期前收缩,QRS 波异常,时间≥0.12 s,频率规则或稍不规则。

（2）窦性 P 波与 QRS 波无关,表现为房室分离。P 波频率较慢,隐藏在 QRS 波群中,难以捕获。

（3）有时观察到心室捕获和心室融合波。心室捕获的 QRS 波群形态接近正常,偶见心房1∶1逆行传导。QRS 波后有 P′波及不同程度的房室传导阻滞。颈动脉窦压迫颈动脉率不变,常见于冠心病患者,尤其是急性心肌梗死等心血管疾病有器质性损害的患者。心电图可以有室性心动过速的特征性变化,有助于鉴别。

（六）治疗

对于儿童急性室性心动过速,应更明确病因和治疗方案的确定,进行综合管理。详细询问背景或相关症状有助于识别心脏病,应详细记录家族史。彻底的体检可能会发现一些与器质性心脏病有关的体征,如二尖瓣脱垂和肥厚型心肌病。

1. 治疗指征 建立精确的室性心动过速诊断系统是非常困难的。根据室性心动过速的病因、机制和类型、现有症状以及猝死的可能性来确定是否进行了适当的治疗,并进行定性分析。

2. 治疗原则

（1）终止室性心动过速的发作。

（2）去除室性心动过速的触发因素。

（3）原发性疾病的治疗。

（4）预防室性心动过速和猝死。

3. 终止发作 室性心动过速会导致心输出量迅速减少,并且随时有发展为心室颤动的风险,因此它是致命的,应立即治疗以消除突然发作。

4. 药物治疗

（1）利多卡因:100 mg 肌内注射,如果无效,以每分钟 0.5 mg/kg 的速率重复注射,30 min 内总量不超过 300 mg,浓度为 1~4 mg/（kg·min）。

（2）普鲁卡因胺:注射量为 50~100 ng,每 5 min 重复 1 次,1 h 内总量为 1 g,对照注射量为 2~5 mg/（kg·min）。

（3）溴苄胺:10 分钟内注射 5 mg/kg,1~2 mg/（kg·min）后注射。

（4）胺碘酮:150 mg 静脉注射。

（5）普罗帕酮:70 mg 静脉注射。

（6）如果心电图显示心室收缩前 R-on-ST 段引起的室性心动过速,可以先注射 5~10 mg 维拉帕米。

（7）洋地黄中毒引起的室性心动过速可用苯妥英钠钾盐治疗。

5. 直流电复律 在室性心动过速发作期间,维持直流电复律,一般情况下,室性心动过速可以立即终止。室性心动过速伴低血压、休克、心力衰竭或严重心绞痛等血流动力学疾病应是首选。

三、阵发性室上性心动过速

阵发性室上性心动过速(paroxysmal supraventricular tachycardia)是儿童最常见的异位快速性心律失常。它指的是心动过速,异位兴奋发生在希氏束上方。通常是由重新进入过程引起的,很少有自律或节奏增强的情况。这种疾病是儿童时期的紧急情况之一,对药物反应良好,但如果不及时治疗,很容易导致心力衰竭。这种疾病可以在任何时候发生,并且容易发作,但发作更频繁地发生在儿童时期。

(一)发病原因

阵发性室上性心动过速在患有心血管疾病的儿童中很常见,而预激的儿童更容易发生室上性心动过速并复发。严重感染可能是有益的。器质性心脏病也可发生室上性心动过速,如风湿性心脏炎症,三尖瓣凹陷、房间隔缺陷等。其他心室心律失常可能因洋地黄中毒、心导管插入和心脏外科手术而发生。

(二)发病机制

心脏电生理学研究表明,室上性心动过速往往是由复发引起的,其中一些原因是自律性的提高导致的。往返可发生在窦结节、心房、内室结节和分流处,其中最常见的是房间分流和内室折返。

1. 折返机制 折返者应该有 3 个方面:单向传导阻滞、延迟传导阻滞和折返环路。

(1)房室结折返:房室结的长分离是一个双向过程,慢通路(α径)传导速度慢,不应期短;快车道(β径)传导快,不应期长。在正常的窦性动脉粥样硬化中,心房冲动同时通过加速和慢速两种方式传播,快速传播时产生QRS波。快速传播到房室时,由于处于不应期,所以末端受阻。通过慢速路径的 QRS 波。如果心房过早收缩和加速仍处于不应期,则会发生不公平的阻滞,并希望以缓慢的方式从底部缩回以产生 QRS 波,然后 QRS 波沿加速的方式传播回来以产生心房回声。如果心房过早收缩发生得更早,并产生心房回声以减慢通路,后者退出不应期,则形成房室结折返性室上性心动过速(AVNRT)。慢响应类型(S-FAVNRT)通常被称为慢传输或快速返回。延迟模式(F-SAVNR)是一种低频传输方法,它与传输的慢速和慢速恢复有关。

（2）房室折返：前驱综合征伴有心室心动过速。房间结节是一条慢路，绕房间是一条快路。背环包括心室结节、心室动脉、心室分路器和心房动脉。倒置心室心动过速（AVRT）通常由收缩前的心房周期引起。脉冲在旁路中被阻断，并沿着房室结向前传播。当它到达心室时，它从通道中缩回并持续循环，引起屈光性心室心动过速。以前接触联合结并通过称为逆行室性心动过速的连续装置逆行传播。通过房室结的通路和传导者被称为逆传型房室折返心动过速，这是非常罕见的。如果带有预激综合征的室分流器仅具有单侧逆行功能，则不存在心电图预激（P-R 间期正常，无 δ 波），但也可通过分流器折射心室心动过速规律，称为潜在预激综合征。

（3）窦房结折返和心房内折返：两者都很罕见。窦结节复发通常发生在窦结节综合征患者中；房内反流在心脏扩大患者中很常见。

2. 自律性增高　因心房或心室结 4 期自动去极化梯度增加，形成异位脉冲，器质性心脏病患者常发生异位脉冲。缺氧、儿茶酚胺、洋地黄等副作用可改善心房及房室结区的自动定位。儿童自主性房性心动过速可能是由心房肌中的胚胎细胞引起的。

（三）临床表现

儿童经常感到烦躁不安、面色苍白、皮肤湿冷、呼吸增加、脉搏微弱，经常伴有干咳，有时还会呕吐。年龄较大的儿童可能会出现心悸、心前区不适、头晕等症状。中途停留期间，心率为 160 ~ 300 次/min，通常高于200 次/min。发作可能持续几分钟，持续几天。当心动过速停止时，心率减慢并恢复正常。此外，听诊时第一心音的强度是一样的，发作时的心率是固定的、有规律的阵发性，这是本病的特点。如果发作持续超过 24 h，就容易引起心力衰竭。

（四）诊断

不仅发作的快速开始和停止提示阵发性室上心动过速，而且既往发作的背景也有助于诊断此种心动过速。体格检查显示有规律、一致的心率和相似的心率。心率通常超过一般窦性压，结合心电图特征，诊断不是很困难。然而，有时有必要区分窦性心动过速和室性心动过速。

1. X 射线检查　这取决于是否存在器质性疾病和心力衰竭。在荧光透视下，心率明显下降。

2. 心电图检查　P 波形态异常，通常比正常小，经常与穿过心脏的 T 波重叠,使其难以识别。若能看到 P 波,则 P-R 间期通常为 0.08 s～0.13 s。QRS 波呈窦状形态。慢性癫痫患者可出现暂时性 ST 段和 T 波改变。有些孩子可能会在间歇性期间出现预激症状。

(五)鉴别诊断

大多数患者的诊断并不困难,但在儿童时期需要区别不同的病性心动过速,心率超过每分钟 200 次,但短 R-R 并不完全不同。如果室上性心动过速伴有内偏或反模式旁路折返,QRS 波较宽且变形,这应该区分阵发性室性心动过速心率升高,这应该与心房扑动不同。

阵发性室上性心动过速还应区分心脏性房性心动过速、无组织性房性心律过速和非阵发性边界心动过速,也称为结自主性心动过快。心电图特征:①心室率 70～130 次/min。②心房病灶分为无 P 波、逆行 P 波或窦性 P 波与 QRS 波不相交。③心室分离可发生房室分离和窦腔分离。因为心率不是很快或严重,所以不会引起血流动力学变化,而且大多数都是无症状的。AVD 患者通常由洋地黄中毒、心肌炎、心肌梗死、房间隔缺损或心内手术引起。没有房室分离的患者通常是由选择性抑制窦房结上的迷走神经引起。心脏正常,预后较好。

在室上性心动过速并发心力衰竭的情况下,由于呼吸急促、肺炎和肝病,可被误诊为肺部疾病,应注意。

(六)治疗

治疗包括终止发作和预防复发。

1.终止发作　需要依据患者的精神状态、心功能和心律失常程序选择适当的方法和药物。并注意清楚病因,改变血流动力学的情况。

(1)房间接合区的往返室上性心动过速和平行方向房室侧通道的往返室上性心动过速:房室内绝大多数室上性心动过速都属于这两种类型。

1)刺激性迷走神经:它可以通过血管压力受体反射、房室传导延迟和不连续停止来改善迷走神经张力。迷走神经的兴奋会引起血压下降和心脏病,因此应监测心电图和血压。心动过速应立即停止。它适用于早期疾病,没有心脏异常。无器质性心脏病和窦结节。可以使用以下方法。①压迫颈动脉窦:对年龄较大的儿童有益。患病的孩子处于仰卧位,头部轻微向后倾斜,颈部侧向倾斜。体位按压在适当点的角度水平,触摸颈动脉脉搏,触摸颈椎横突,每次 5～10 s,先按右侧,再按左侧,操作时不要同时按下两侧。②屏气法:适用于年龄较大的儿童在吸入冰袋后屏气 10 ~ 20 s。③冰袋法:对婴幼儿有很大的效果。使用 4 ~ 5 ℃的冰袋,或用冰浸湿的毛巾覆盖整个面部会引起潜水反射,并增强迷走神经的兴奋性。每次屏气 10 ~ 15 s,但一次是无用的,每 3 ~ 5 min 可重复使用 1 次,通常不超过 3 次。大一点的孩子可以屏住呼吸,把脸放在 1 盆冰里。④静脉注射升压药:适用于上述方法中那些患有低血压和效率低下的人。经常使用去甲肾上腺素(心复林),0.01 ~ 0.10 mg/kg,轻轻注射 10 mL 生理盐水。如果血压比用药前翻了一番或停止下降,请立即停止使用。甲氧基胺也可用 0.05 ~ 0.10 mg/kg 的浓度缓慢静脉注射。

2)抗心律失常药:静脉给药应监测心电图,转换后应有效转入引流或口服给药。可使用以下药物。①普罗帕酮:属ⅠC类药物,疗效良好。该药作用迅速,平均恢复时间为 8 min。不良反应较少。目前,它是治疗心动过速的最常用药物。每次注射 1.0 ~ 1.5 mg/kg,加入 10% 葡萄糖 10 mL,缓慢注射。第一剂无效,第二剂在 20 ~ 30 min 内给药,通常不超过 3 次。对于患有明显心力衰竭或功能性障碍的人,存在争议。②维拉帕米:它是一种钙通道阻滞剂。它可以破坏房室结,然而,它可以提高侧通道的直接导电性,加速心室频率,因此不适用于折射性心动过速的侧旁路逆转。每次注射 0.1 ~ 0.2 mg/kg,剂量不超过 3 mg。逐渐注入葡萄糖溶液中。对于那些在 15 ~ 20 min 后没有返回的患者,治疗效果与普罗帕酮相似,但它不适合婴儿,因为它对血压下降和心率有影响。拮抗剂 10% 葡萄糖酸钙应急使用。③三磷酸腺苷(ATP):快速注射可诱导迷走神经增强,房室传导减慢,抑制窦房结、心房和浦肯野纤维的自主性。每次注射 0.04 ~ 0.05 mg/kg,最快注射 2 s。三磷酸腺苷(ATP)反应迅速,平均复律时间不超过 20 s。第一剂没有效果。3 ~ 5 min 后,剂量可以加倍并重复 1 ~ 2 次。有效率为 85% ~ 90%。不良反应包括呼吸急促、恶心、呕吐、头痛、窦性心动过缓、完全性房室传导阻滞和收缩前心室,几分钟后自行消失。有传导阻滞和窦房结末端的患者应提高警惕。腺苷导致室内电导阻塞,停止室内回路和室内心动过速,室内回路。为了恢复不包括心室结节和室内折射性心动过速(包括家庭性心动过速)的窦性心动过速,可能会发生心室电导阻塞,从而减缓心室频率,导致异质 P 波的出现,从而有助于识别心室超速的类型。④洋地黄制剂:对于室上性心动过速合并心力衰竭的患者,首选药物替代是注射毛花苷 C(雪松)或地高辛输注。它具有改善心脏收缩力和抑制房室传导的作用。第一次剂量为饱和率的 1/2,剩余剂量分为 2 次,每 4 ~ 6 h 一次。效果缓慢,需要 2 个多小时,转化率约为 70%。毛细血管苷 C(Westerland)的剂量范围为新生儿 0.02 ~ 0.04 mg/kg,1 个月至 2 岁儿童 0.04 ~ 0.06 mg/kg,2 岁及以上儿童 0.02 ~ 0.04 mg/kg。

3)电疗法。可采用以下方法。①同步直流电击复合物:适用于心力衰竭、心源性休克或心电图无法区分 QRS 波宽和心室心动过速的患者。功率因数为 0.5 ~ 1.0 J/(s-kg)。如果不转换,可以增加更多的冲击恢复,通常在 3 次内。电击具有比心房起搏和心脏复律更快、更有效、更安全的综合效果。②心脏起搏器定律:左心房起搏器或右心房起搏器,以快速或程序性刺激结束,快速有效、简单安全。

(2)反向传动室侧通道转速:相对罕见。第一种药物是普罗帕酮,第二种药物是胺碘酮。禁止使用维拉帕米和洋地黄制剂。洋地黄类药物可以减少前旁路的难治时间。例如,<220 ms,它很容易导致室性心动过速或心室颤动和猝死。如果心功能不全,应立即使用同步直流电击复律或心房起搏进行治疗。

(3)房内回流和房内自调节速度:两者都是罕见的。上述治疗通常无效。最近有报道称,ⅠC 类氟卡尼药物效果良好。静脉滴注和口服剂量都是 2 mg/kg,寿命为每天 2 剂的 1/2。不良反应包括头晕、视力模糊、头痛、恶心、皮疹、室性心律失常、室上性心动过速伴分支阻滞和心肌收缩力。

(4)窦结节返回上房的速度:发生在急性窦结节综合征中。不适用于抗心律失常药物或电击复合物,但可使用起搏器或起搏器进行治疗。胎儿室上性心动过速:可使用胎儿超声波心电图进行检测。长期接触可导致胎儿心力衰竭和胎儿窘迫。经核实后,应给予治疗。如果胎龄达到 28 周,并且肺部发育非常大,就可以进行手术。阴道分娩可诱发迷走神经兴奋,终止室上性心动过速。如果条件不成熟,给孕妇服用地高辛,通过胎盘进入胎腔。胎儿室上性心动过速可通过注射或口服地高辛 1.0 ~ 1.5 mg,在 12 ~ 24 h 内恢复,然后每天 1 ~ 2 次,每次 0.25 mg。孕妇地高辛的血液浓度为 0.8 ~ 1.0 ng/mL。出生后,继续使用地高辛 3 ~ 6 个月,以防止复发。

2.预防复发 对于复发性或充血性心力衰竭患者,应继续口服用药,以防止随后复发。地高辛、Punalol 或 Probaxan 的剂量通常持续半年至 1 年。

3.射频消融或手术 对于复发性室上性心动过速的高危患者,药物难以控制,血流动力学条件差,往往影响患者的学习和工作,以及房室旁道折返性心动过快,不应期短,易猝死,射频消融或手术可以实现心动过速被根治的目标。手术前要做心脏电生理检查,以确认室上性心动过速的机制,并表明再次手术的准确性。射频消融术损伤率很低,不需要全身麻醉,并发症少见且不严重。因此,它的应用范围越来越广,在急性预激综合征患者的延迟传导和房室结消融中取得了满意的效果。旁道切割需要进行开胸手术。对于先天性心力衰竭合并附件装置室上折返速度的患者,心脏手术时可同时进行心外膜旁道通路标测和定位,并可通过切断或注射不含水的乙醇阻断旁道。

第四章 消化系统疾病

◀◀ 第一节 呕 吐

呕吐是胃肠道中的物质反流到食管并从口腔排出的过程。呕吐过程可分为3个环节,分别是恶心、干呕和呕吐,但有些呕吐可能没有恶心或干呕的症状。呕吐时食管、胃或肠道呈逆蠕动,伴有腹肌、膈肌强烈收缩。恶心是一种可以引起冲动的胃内不适感,常是呕吐的先兆。呕吐是人的一种本能,可将进入胃的有害物质排出,起到有利的保护作用,但大多数呕吐不是由这个引起的。呕吐是儿童时期常见的症状之一,缺乏及时正确的治疗可能会影响多种营养物质的摄入,在严重的情况下会导致脱水和电解质紊乱。

一、发病原因

儿童呕吐的发生的原因可分为3种:梗阻性、反应性和中枢性。梗阻性往往是由手术引起,而后两者大多是由内科疾病引起。

(一)梗阻性呕吐

这可能是由胃肠道呼吸衰竭或一些引起胃肠道感染的传染病引起。

1. 先天性胃肠道缺陷 可能包括腔内阻塞、收缩、壁延迟或外部压力。这是婴儿呕吐最常见的原因;上下食管阻塞、胃梗阻、周围痉挛、肥大性瓣膜狭窄、瓣膜瓣、十二指肠、腹膜手术、肠旋转不良、肠空虚或回肠闭锁、肠神经节闭合或狭窄(先天性巨型结肠),结肠炎相关的肛门直肠畸形(包括肛门阻塞或直肠狭窄,有时组合直肠泌尿系统瘘管、阴道直肠瘘管、肛门瘘管、单点肛门瘘管等)和胃肠道形态异常。此外,很少有左小结肠癌和膀胱紊乱综合征。胃壁肌肉穿孔、粪便阻塞综合征、胎儿腹膜炎临床罕见。在我国,肠梗阻是罕见的。

肠壁外压可由先天性异常或十二指肠、空肠和回肠前纤维膜突出、粪便腹膜炎死后粘合、十二指肠动脉、肠破裂突出、马赛克腹股沟突出或膈膜突出引起。食管疝也是一种由胃肠道不全引起的呕吐异常。

2.由传染性肠道疾病引起　例如，肠部或腹部疼痛后的粘连，婴儿最常见的感觉器官、胃肠道异物、早产儿乙状结肠低扭转可视为乳汁凝固性肠梗阻。儿童可能会因便秘而出现腹痛和呕吐，以及尿失禁。由于大中型城市广泛使用化肥，蛔虫引起的肠梗阻已不常见。

（二）反射性呕吐

通常是由胃肠道的微生物、物理因素或化学反应引起，有时是由各种因素的组合引起。

1.内科性

（1）吞咽综合征：婴儿在母亲体内吞咽羊水、母血、胎儿自身的粪便等。出生后出现呕吐，一般在1～2 d内治愈。

（2）婴儿呼吸道疾病：由感染期间鼻咽痰液引起的开口反射引起，有时它可能是由腭水肿或手指在嘴里引起。

（3）呼吸道和胃肠道微生物，甚至支原体和真菌感染是儿童常见的病因。各个年龄层的严重呼吸道感染、肺炎和百日咳等其他传染病均可因腹痛和剧烈咳嗽引起膈肌收缩，从而导致呕吐的发生。早产儿和婴幼儿消化不良、肠胃炎、腹泻、肝炎、胃肠道疾病（如坏死性小肠结肠炎）的呕吐症状更明显，多数患儿是由于出现这些症状后寻求医生的治疗。新生儿破伤风可引起乳房排斥和呕吐。

（4）过敏：例如肠道痉挛和过敏性紫癜是由添加食物麸皮引起。

（5）消化性溃疡：幽门螺杆菌感染很常见。溃疡性瘢痕引起的晚期幽门梗阻可导致严重呕吐。

（6）食品、药品和化学品中毒：如洋地黄、茶碱、水杨酸盐、麻醉剂提取、碘制剂、芥末、扁豆和腐肉中毒。给婴儿和幼儿喂食药物也会导致呕吐。

（7）代谢内分泌疾病：如肾上腺功能减退、酸中毒、苯丙酮尿症、果糖血症、原发性酪氨酸血症、半乳糖血症等。

2.外科性

（1）胃肠道炎症、穿孔和腹膜炎：如溃疡，胃肠道或十二指肠损伤，阑尾炎、胆囊炎和胰腺炎。

（2）缺血性肠炎：可由血管疾病或血流引起。如肠系膜动脉综合征、各种原因引起的扭转（新生儿或婴儿肠道旋转不良伴中肠扭转、蛔虫肠不受控制扭转、肠系膜裂孔疝伴扭转等）和低血容量性休克伴胃肠痉挛，导致腹痛、恶心和呕吐。

（3）消化道出血：急性或慢性溃疡性出血、食管静脉曲张破裂、血管瘤或血管异常引起的一般和严重出血。

（三）中枢性呕吐

1. 中枢神经系疾病　中枢性呕吐占大多数。可由颅内压升高（脑肿瘤、脑水肿、动脉瘤、日光暴晒等）、炎症（脑炎、脑膜炎、脑脓肿）、脑损伤（颅内出血、硬脑膜下血肿、脑栓塞破裂、脑缺氧、脑外膜肿胀等）急性中毒引起的脑病（肺炎、肠炎中毒、败血症）和其他疾病。

2. 其他　学校或家庭冲突引起的脑性呕吐、中毒、低血糖、登山、呕吐障碍、厌食、神经厌食和脑功能障碍（肠痉挛、心动过速发作）可引起呕吐。

二、发病机制

儿童呕吐是一种神经反射，这个过程非常复杂。来自器官和组织的外部或内源性生物、物理和化学刺激通过身体和内脏健康或血液循环传递到中枢神经系统。在延髓的呕吐区（接受胃肠道和其他内脏神经的脉冲）和第四脑室底部的侧极区，这是一个化学受体触发区（chemoreceptor trigger zone，CTZ），反射信号通过迷走神经和脊髓到达引起呕吐的器官。最近的研究表明，多巴胺受体在控制呕吐 CTZ 中起着重要作用。CTZ 还由 5-羟色胺、去甲肾上腺素、P 物质、脑啡肽和 γ-氨基丁酸等组成。某些内源性神经递质和神经肽可通过血液循环引起呕吐或与 CTZ 直接相关。

吞咽是指营养物质从咽向胃的运动，是一个由神经协调的生理过程（身体和自主神经、自主和非自主神经、中枢和外周神经），肌肉（条纹肌和平滑肌、自主肌和非自主肌）以及多相（化学和物理）功能任何阶段的任何器质性或功能性损伤都可能导致吞咽困难或其他异常（包括呕吐）。

胃、横膈和肋间肌肉会因呕吐而收缩、腹胀、屏气、心悸、出汗、上消化道和腹部蠕动、食管下括约肌松弛、唾液分泌增加等多种变化。恶心通常发生在呕吐之前。年龄较大的儿童可能会经历过早的预感和咽部或腹部的不适,有些可能部分受到皮质的控制。婴幼儿经常变得易怒、面色苍白、大汗淋漓、唾液分泌,无法握紧拳头等。早产婴儿、新生婴儿以及一些小婴儿由于缺乏大脑发育而经常没有呕吐前症状。呕吐可以从嘴巴和鼻子里呕出。此外,吞咽反射和语言反射都不起作用,因此呕吐很容易被错误吸收。此外,由于新生儿胃容量小,体液需求量大而摄入较多食物;胃肠运动对温度、体积、缺氧和化学刺激敏感;体位多为平躺于床上;弹性纤维在食管动脉涂层中的发展不好;食管下括约肌发育不全、角度不清等原因,当胃反向蠕动时,胃的内容物很容易从食管中排出。

三、病理生理

由于呕吐原因的复杂性和多样性,呕吐发生频率和时间不同,程度和年龄不同,对身体的影响非常显著。症状轻的没有影响,只是暂时的不适。

可引起胃肠道炎症、血容量低、钾含量低、钠含量低、碱中毒等代谢紊乱。此外,贫血、营养不良和发育迟缓也可能发生。严重时可引起休克或误吸、窒息、心律失常甚至死亡。手术治疗还可导致胃肠穿孔、弥漫性腹膜炎、休克、败血症等严重后果。有功能功能障碍的儿童在呕吐后也有发展的趋势,应更加谨慎。

四、临床表现

必须考虑年龄因素和疾病范围。尝试将早期呕吐定义为功能性或类器官性呕吐,以及内部或手术性呕吐,尽早确定诊断和治疗原则。

(一)呕吐

1.时间和次数　开始呕吐的时间和每日呕吐的频率可能因疾病而异。如果有些孩子在出生后几个小时开始吐咖啡黏液,而3岁的婴儿在2年多的时间里反复呕吐咖啡色物质,这正是由不同的因素导致。前者可能是由于误食母体血液造成,而后者的先天性食管裂疝发病率很高。

2.方式　大多数呈溢出状,比如婴儿嘴里流出的少量乳汁;或者从嘴里反复退出来;或者吐出嘴里的大部分;或者同时从鼻子里排出来。在婴儿刚出生的时候,第一种可能是生理性的,第二种可能是先天性肥大性瓣膜收缩。

3.内容和性质 对诊断消化道阻塞具有重要参考意义。

（1）像泡沫状黏液、乳汁或未消化的食物一样：这意味着唾液在贲门上方向下流动受阻或扭曲。在所有年龄组的新生儿先天性食管闭锁、食管狭窄和由食物炎症引起的食管贲门失弛缓症中均可见到。

（2）黏液、乳凝块、胃内容物：幽门梗阻的表现。它可见于患有幽门肥厚性狭窄、幽门瓣膜和胃溃疡后幽门肥大性狭窄的婴儿。偶见于儿童误食化学制剂。吃得太多会导致消化不良的食物带着酸味被吐出。

（3）黄色或绿色透明黏液，有时与牛奶或膳食混合：通常表现为十二指肠梗阻。不同年龄组功能性呕吐严重；新生儿更常见于十二指肠闭合或狭窄、环状切口和肠道旋转不良。

4.黄色液体与少量食糜混合 这表明空肠末端附近的肠道阻塞。观察到高位肠阻塞、黏性肠梗阻和肠麻痹。

5.浅棕色绿色粪便汁，气味 表示空肠下部或中部有屏障。在新生儿期，它通常被认为是一个空肠-直肠或结肠，胃肠神经甘油或直肠功能障碍。在其他年龄组，消化道梗阻是由各种原因引起。

（二）腹胀

经常有呕吐症状。需要知道的是，腹胀是由胃或肠中的大量液体或气体引起，是局部性还是扩张性，是否伴有肠、胃或蠕动波，腹部肿胀程度。

（三）腹痛

这也是呕吐的常见症状。需要仔细研究腹痛发生的时间、腹痛的严重程度（突发、持续时间或严重程度）和腹痛的位置之间的关系。当呕吐伴随着腹痛，应注意腹部手术的可行性。特别要注意的是婴儿，尤其是早产儿，他们在接受胃旁路手术时，由于消化道不好，往往不会进行腹痛的表达，即使是腹膜炎穿孔，他们也只是神情呆滞而没有腹痛表现。

（四）粪便异常

可以看出，在属性、范围、时间和频率以及排出的部位方面有许多变化。如果患者在短时间内多次呕吐，当排便次数和量较少而干燥，且没有其他不适时，胃排空的概率不高；如果有稀便和发热，则表明有胃肠道症状。腹部手术应初步考虑呕吐伴腹痛和肠梗阻。它对婴儿有特殊的意义。一般来说，90%以上的婴儿应该在出生后24 h内开始排便，98%左右在出生后48 h

内开始排便,2~3 d内完全排便,总计60%~90%。先天性肥大性狭窄会导致呕吐引起便秘,并以便秘为主要并发症寻求治疗。患有回结肠闭锁的婴儿远端结肠较小,没有胎粪,有时只有一小部分黏液,呈绿色。患有肠神经节苷脂的婴儿出生后通常没有胎粪自动排出史,但只有在直肠指检、使用kaiseru或肠道灌洗后,才会出现高水平的气体并伴有胎粪爆发,伴有明显的黄绿色胆汁呕吐。当先天性肛门狭窄发生时,胎粪发生率降低。当直肠和肛门闭锁时,没有胎粪排出(在没有瘘的情况下)或不寻常的排泄物位置(会阴、前庭、阴道、阴囊、膀胱或尿道)。

五、诊断

(一)实验室检查

应根据病史、症状和体检后的结果进行选择,如常规的血液、尿液和粪便测试。其他的是由许多检查诊断的,涉及炎症、外伤、肿瘤、畸形或内分泌代谢异常,以及各种潜在疾病。

(二)影像学检查

随着科学、技术和工业的发展,新型仪器不断涌现,提高了诊断精度。图像检测在现代医学的发展和发展中起着重要作用,有时是唯一的诊断方法。一旦条件允许,就必须充分利用它。

(1)X射线检查:最常用的方法包括荧光成像和自由多学科和物理成像,以及不同类型的血管造影(经口腔、经皮或胆汁血管造影、选择性动脉血管造影、肠道双重对比钡灌肠、直肠血管造影、内镜胰胆管造影等)。

(2)B超和彩色多普勒血流显像的非侵入性分析在儿童中尤其有用,广泛应用于临床实践。预防性超声波技术也被引入儿科治疗。

(3)近些年来,X射线计算机断层扫描(CT)和磁共振成像(MRI)逐渐成为大中型城市儿科中心的主要临床检查手段。

(4)其他:放射性核素鉴定、内窥镜检查、聚合酶链反应(PCR)和一些遗传诊断,可在条件允许的情况下使用。

六、鉴别诊断

首先,识别是否有乳汁溢出或呕吐,是不是由喂养不当或疾病引起;其次,要区分是由肠道疾病还是系统性疾病引起,是由内部疾病还是外部疾病引起,以便进一步分析、早期识别和及时采取行动。

(一)急性胃肠炎

儿童常见的类型是单纯性腹痛,可能是由营养不良或药物引起。症状包括腹部不适、疼痛、恶心、呕吐和食欲缺乏,通常不是很严重。在临床实践中,此症往往是由食用被细菌污染的食物引起,具有不同的症状。症状可在餐后数小时内出现,引起恶心、呕吐、严重腹痛,并经常伴有腹泻。严重的病例包括发热、脱水、酸中毒甚至休克。病程一般较短,治疗 1 ~ 2 d 后病情好转。

(二)病毒性肝炎

呕吐通常发生在疾病的早期,并在腹胀发生后逐渐减少。

(三)胆道蛔虫

本病的特点是右上腹发作性剧烈绞痛,伴有频繁呕吐,并经常呕吐蛔虫或胆汁。

(四)急性阑尾炎

主要症状是腹痛,可伴有恶心、呕吐或腹泻。呕吐通常发生在腹痛发作后数小时,通常并不严重。

(五)先天性食管闭锁

共有 5 种类型,其中第Ⅲ型(上肢食管瘘盲管)最常见,占总数的85% ~ 95%。孕妇通常有羊水过多的病史。最早的症状是唾液增多;出生后不久,唾液会从口鼻排出;出生后第一次喂水或牛奶后,会出现呕吐、窒息、发绀、呼吸困难,甚至呼吸衰竭。吸引口腔和鼻腔分泌物后,症状可以减轻。吸入性肺炎和肺不张很容易出现困难。当 8 号尿管放入口中 8 ~ 12 cm 时,它会被阻塞和旋转,X 射线检查可以确认诊断。

七、治疗

(一)病因治疗

原发性疾病的治疗。病灶的处理非常重要。如果由肠胃炎或肠道感染引起,应采取控制措施。消化道不良或肠梗阻必须及时通过手术中解除。停止使用会导致呕吐的药物,并纠正不适当的喂养方法。应进行认真的生物治疗,以确保胃及时排空。

(二)一般治疗

保持严密的态势,收集食物和排泄物,注意呕吐物和大便的特点。注意身体位置,一般采用高、右或平位。呕吐的儿童应将头朝向一侧,以防止呕吐物误吸入呼吸道。呕吐严重或预计要接受手术的人应暂时禁食,对于婴儿吞咽羊水引起的呕吐,胃肠道可用 1 次 1% 碳酸氢钠或水治疗。

(三)对症治疗

乳腺癌患者应提高母乳喂养技能。母乳喂养时,应注意正确的婴儿体位。母乳喂养后,拍背以去除腹部脂肪时,应将婴儿抱到成年人的肩膀上。

可以使用解痉药(如阿托品和颠茄混合物)和镇静剂(如氯丙嗪、异丙嗪和苯巴比妥)作为一种条件。甲氧氯普胺(胃复安 2.5~5.0 mg/次)具有止吐作用。需要注意的是,婴儿可能会因贫血而出现其他症状。对于肠梗阻、肠穿孔、腹膜炎等外科手术引起的呕吐,应谨慎使用上述药物。含有水、电解质和酸碱杂质的应采用液相色谱法处理。明显腹胀的患者应进行胃排空。

(四)药物治疗

以前使用甲氧氯普胺(胃复安),现在已不再使用,因为它容易引起额外的不良反应并导致扭转痉挛。近年来,人们发现西沙必利(Pribos)会引起腹痛、腹泻和剧烈疼痛等不良反应,使用时应谨慎。目前,一种安全有效的药物是多潘立酮(吗丁啉),它是苯甲酰胺和多巴胺的衍生物。多巴胺会增加食管下括约肌的张力,改善胃和十二指肠运动,促进胃运动,具有较好的抗炎作用。用量:每次 0.3 mg/kg,每日 3 次,饭前 15~30 min 口服。多潘立酮只具有外围作用,不容易渗透到大脑中,因此不太可能产生副作用。然而,对于出生不足3个月的婴儿,由于血脑屏障的有效性,应谨慎使用。其他药物还有氯丙嗪(冬眠),具有舒缓和止吐的作用。剂量:1 mg/kg,口服或肌内注射(可联合使用)。

第二节　消化性溃疡

消化溃疡是一种慢性胃溃疡和十二指肠溃疡,与酸胃液的接触也可能发生在其他肠道疾病中。所有年龄段的儿童都可能患上这种疾病,其中学龄儿童最为常见。婴儿经常患有急性溃疡和继发性溃疡,通常患有重要疾病。胃溃疡和十二指肠溃疡的发病率相似。年龄较大的儿童更有可能患有原发性溃疡和慢性溃疡,以及更多见的十二指肠溃疡。男孩比女孩更有可能,而且可能有显著的家族史。

一、病因和发病机制

原发性消化性溃疡的原因有多种,实际发病机制尚未完全暴露,一些人认为,溃疡的形成与胃和十二指肠黏膜(酸、胃蛋白酶、胆汁盐、药物、微生物等不良药物反应)的抵抗和黏膜本身的保护不平衡(黏膜屏障、黏膜碳酸氢盐屏障、黏膜血流量、细胞周转、前列腺素、表皮生长因子等)。一般来说,与酸有关因素对十二指肠溃疡的意义较大,而组织防御因素对胃溃疡有更重要的意义。

(一)胃酸和胃蛋白酶的侵袭力

酸性和胃蛋白酶是引起胃肠道和十二指肠黏膜病变的主要原因。十二指肠溃疡患者的基础胃酸水平、壁细胞数量和壁细胞对刺激的敏感性高于正常人,传统的胃酸分泌反馈抑制机制也存在缺陷。因此,酸性增加是产生溃疡的主要原因。新生儿出生后1~2 d胃酸较高,与成人胃酸相同,它在出生后4~5 d减少,然后逐渐增加。因此,原发性消化性溃疡也可在出生后2~3 d发生。由于胃酸随着年龄的增长而分泌增加,年龄较大的儿童消化性溃疡的发病率高于新生儿。

(二)胃和十二指肠黏膜的防御功能

决定胃黏膜对损伤抵抗力的因素包括黏膜血流、上皮细胞再生、黏膜分泌和黏膜屏障的完整性。在各种侵袭性因素的影响下,黏膜血液循环和上皮细胞的分泌与再生受到影响,从而对功能产生负面影响,导致黏膜缺血坏死,从而形成溃疡。

(三)幽门螺杆菌感染

幽门螺杆菌(Hp)的检查对十二指肠溃疡的诊断价值为 52.6% ~ 62.9%。Hp 去除后,溃疡复发率降低,说明 Hp 在溃疡的发病机制中起着重要作用。

(四)遗传因素

消化性溃疡的发生具有遗传素质的证据,20% ~60% 患儿有家族史,单卵双胎发生溃疡的一致性也较高,但其家族史也可能与 Hp 感染的家族聚集倾向有关。O 型血的人十二指肠溃疡发病率较其他血型的人高;2/3 的十二指肠溃疡患者家族成员血清胃蛋白酶原升高。

二、病理

十二指肠溃疡在球根区域更常见,有时在球根下部区域被称为球后溃疡。它们大多是单个或多个。胃溃疡通常发生在胃黏膜与身体交界处的小弯曲侧,很少发生在胃窦、身体、幽门前管或幽门内管。溃疡的大小和深度各不相同,在胃镜下表现为循环、不规则循环或线状。下面有一层白灰色的黏液,周围的黏液充血肿胀。十二指肠基因由于黏膜充血、水肿或各种复发性疾病而变形,这些疾病会导致组织生长和退化,有时会导致假性憩室。当胃和十二指肠都有溃疡时,称为复合溃疡。

三、临床表现

儿童消化性溃疡症状不典型,因此对如果不确定腹痛、慢性呕吐、黑色粪便、呕吐、贫血或胃肠道症状是否严重,应考虑消化性溃疡。儿童消化性溃疡通常分为两种:原发性溃疡和继发性溃疡。

(一)原发性消化性溃疡

1.新生儿期 多在出生后 24 ~48 h 发病,易误诊,死亡率较高。多为急性应激性溃疡,其特征是上消化道突然出血或穿孔。主要表现为吐血、便血、腹痛和腹膜炎。

2. 婴幼儿期 以急性起病多见。前期可能有食欲减退、反复呕吐和腹痛,生长和发育迟缓等。之后出现烦躁不安,食欲减退,突然呕血、黑便。

3. 学龄前期 腹痛是明显和间歇性的,通常发生在脐带周围。与饮食失调的有关,常伴有反酸、恶心、呕吐、贫血和上消化道感染。

4. 学龄期 十二指肠溃疡常见,其临床表现与成年人相似。主要出现上腹痛、脐周腹痛。夜间可能会出现腹痛、反酸、胃内嗳气或贫血。有时,会出现黑便但不痛,昏倒,甚至会发生休克。

(二)继发性消化性溃疡

病情较重,直到出现出血、穿孔或休克,才出现明显症状,死亡率为10% ~77%。

四、并发症

主要病因为出血、穿孔和幽门梗阻,以缺铁性贫血为主。严重并发症可导致失血性休克。如果溃疡渗透进入胃部或邻近器官,可能会发生腹膜炎和胰腺炎。如果出现炎症和水肿比较严重,可能会出现严重的慢性并发症。

五、诊断

(一)内镜检查

溃疡可以看作圆形或椭圆形的病变,线条很少,轮廓清晰。中心被灰白色苔藓样物质覆盖,周围黏膜轻微隆起或在同一平面内。

(二)纤维胃镜检查

采用超小口径胃镜,适用于年长儿童。可同时做 Hp 检测和胃液分析。检查成功率较高,不会发生意外。检出率高,可以做病灶活检和 Hp 检查,不易误诊。

(三)幽门螺杆菌检测

1. 侵入性方法 胃镜取胃黏膜活体组织进行 Hp 培养、快速尿素酶测定和细菌染色。

2. 非侵入性方法 测定血清中 Hp-IgG 及进行尿素呼气试验。

^{13}C 呼吸测试价格昂贵,临床应用有限,而 ^{14}C 呼吸测试由于使用了放射

核素,不适合儿童使用。

(四)胃酸分泌试验

儿童胃酸分泌的诊断很困难,而且这种检测方法对大多数消化性溃疡的临床意义不大,因此很少在医院使用。但对于急性胰腺炎,可以测量胃酸分泌功能。如果继续增加,应注意是否有胃泌素肿瘤(Zollinger-Ellison综合征)。

(五)X射线钡餐检查

X射线钡餐检查是儿科确诊溃疡的首选检查方法。但是胃肠道的诊断率很低,所以钡透视阴性的不能断定儿童不会有溃疡。

1. 直接征象　在胃壁或十二指肠上,溃疡部位的钡填充是荧光检查中出现的一个重要阴影,称为壁龛阴影。但小儿典型的溃疡龛影不容易发现。

2. 间接征象　十二指肠球部痉挛,钡剂通过此处速度过快。幽门痉挛呈局限性压痛。对身体无损害,操作方法又简便,患儿容易接受。

(六)大便隐血试验

可判断小量出血或出血的活动状况。

六、鉴别诊断

(一)腹痛

消化性溃疡等胃病应分为胃肠道疾病、寄生性肠病、胆道痉挛、胆道蛔虫等。另外须鉴别一种少见的遗传病胃泌素瘤(又称Zollinger-Ellison综合征)。患儿存在非β胰岛细胞肿瘤,血内促胃泌素极高。主要症状为间发性腹痛、呕血、便血、腹泻、脂肪泻。与溃疡鉴别。

(二)呕血

幼儿吐血见于新生儿自发性出血、坏血病、先天性食管疝等病例。儿童咳血可见于紫癜、血友病、贫血、肝硬化(胃食管静脉曲张)、脾大、脾动脉血栓形成等。此外,还应注意非肠道来源的假性吐血,如鼻咽部出血和咳血。

(三)便血

便血部位往往与血便颜色有关,盲肠瓣出血多为黑焦油状大便,结肠出血多为暗红色,直肠或直肠出血多为红色。消化性溃疡出血以便秘为主,血块见红便。应区分肠套叠、肠重复、回肠远端憩室出血、肠息肉、肠伤寒、过敏性紫癜和其他血液病。

七、治疗

目的是减少和消除症状,促进溃疡愈合,防止复发,防止并发症。

(一)一般治疗

建立健康、规律、有效的生活方式,避免过度疲劳和精神疾病,放松身心,消除饮食和药物等导致胃肠道感染的有害因素。如果有出血,应采取护理和治疗措施,防止失血性休克。应监测血压、心率和循环周期等信号因素。禁食也注重恢复血液流动。胃肠道局部止血(如内镜下喷洒药物、硬化、电凝治疗)和全部止血。如果血液不足,应及时供血。

(二)药物治疗

其原理是预防胃肠道感染,改善胃肠道功能,增强黏膜免疫能力,治愈 Hp。

1. 抑制胃酸治疗　限制胃肠动力是消除不良反应的重要途径。

(1)H_2受体拮抗剂(H_2RD):能直接抑制组胺,抑制乙酰胆碱和胃分泌,达到抑制胃酸、改善溃疡的目的。经常使用西咪替丁,10 ~ 15 mg/(kg·d),餐前 10 ~ 30 min 口服 4 次,或每天静脉注射 1 ~ 2 次;雷尼替丁,3 ~ 5 mg/(kg·d),每 12 h 1 次,或每晚 1 次,或者每天静脉滴注 2 ~ 3 次,疗程均为 4 ~ 8 周。法莫替丁,0.9 mg/kg,睡前吃一次,或每天静脉滴注 1 次,持续 2 ~ 4 周。

(2)质子泵抑制剂(PPI):它诱导胃黏膜的壁细胞,降低壁细胞中 H^+-K^+,ATP 酶的活性,并抑制 H^+ 从细胞质向胃黏膜的转移,从而抑制胃酸分泌。奥美拉唑是常用的,剂量为每天 0.6 ~ 0.8 mg/kg,应在早晨服用。疗程为 2 ~ 4 周。

(3)中和胃酸的抗酸剂:它具有减轻症状和促进溃疡治疗的作用。主要用的是碳酸钙、氢氧化铝、氢氧化镁等。

(4)胃泌素受体阻滞剂:例如,丙谷胺通常用于溃疡发展的后期,在停用其他抗病毒药物以预防胃酸后用于治疗。

2. 胃黏膜保护剂

(1)硫糖铝:在酸性胃液中与蛋白形成大分子复合物,凝聚成糊状物覆盖于溃疡表面起保护作用,尚可改善内源性前列腺素的合成,促进溃疡的治疗。常用药物为每天 10 ~ 25 mg/kg,口服 4 剂,疗程 4 ~ 8 周。

(2)枸橼酸铋钾:在酸性环境中的沉淀,与处于溃疡处的蛋白质一起,掩盖了它,并形成了一个分离过程。它能有助于前列腺分泌前列腺素,也有抗菌作用。剂量 6 ~ 8 mg/(kg·d),口服 3 次,持续 4 ~ 6 周。这些药物会导致严重的脑损伤和慢性肾衰竭等不良反应。建议长时间大剂量使用时要谨慎,并进行血液铋检查。

(3)蒙脱石散、马兹林-S 颗粒:还有保护胃黏膜、治疗溃疡的作用。

(4)米索前列醇:即前列腺素样作用,其作用机制可能与刺激黏液和碳酸氢盐分泌,或直接保护胃黏膜上皮的完整性有关。但因其不良反应临床应用较少,儿科较少使用。

3. Hp 治疗　消化性溃疡合并 Hp 感染应使用抗生素治疗。常用药物包括柠檬酸铋钾 6 ~ 8 mg/(kg·d);氨苄青霉素 50 mg/(kg·d);克拉霉素 15 ~ 30 mg/(kg·d);甲硝唑 25 ~ 30 mg/(kg·d);呋喃唑酮 5 ~ 10 mg/(kg·d),口服 3 次。

(三)手术治疗

消化性溃疡通常不需要手术。但是,如果出现以下情况,则应根据以下患者的情况考虑进行手术:①溃疡合并穿孔;②血流难以控制,48 h 内血流失容量超过 30%;③幽门梗阻完全,72 h 后非手术治疗(如胃减压)无改善;④慢性难治性综合征。

第三节　胃食管反流

胃食管反流(gastroesophageal reflux,GER)是指胃内容物反流进食管引起的一系列不适症状,以及胃内容物到达咽喉部及口腔,引起的食管外症状。反流可能是由于婴儿食管下括约肌(lower esophageal sphincter,LES)生长不足或神经肌肉协调不足而发生的,通常发生在白天用餐期间或之后,被视为"溢乳";反流也可能是由于 LES 的失败和(或)与其功能相关的不良过程而导致 LES 不高而发生的一种反流。这种情况经常发生在睡眠、仰卧和空腹期间,引起临床症状和并发症,即胃食管反流(GERD)。随着站立和进食时间的增加,儿童 60% 的症状可能在 2 岁时逐渐缓解,一些症状可能持续 4 年。脑瘫,21-三体综合征和其他发育障碍的儿童有较高的 GER 频率。

一、病因和发病机制

(一)抗反流屏障功能低下

(1)接触 LES 浓度是 GER 的主要原因:正常吞咽后,LES 反射会放松,导致压力降低。食物通过食道进入胃,然后肝脏恢复正常水平,导致压力增高,防止食物回流。当腹内压和胃内压升高时,LES 会成为抗反流机制,使其心脏通过胃内压的升高,起到抗反流的作用。如果上述正常活动因某种程度而中断,LES 的放松可导致胃肠道回流至食管。

(2)强化 LES 周围组织,如食管胃段缺失,防止腹胀增加扩散到 LES 进行收缩,防止阻塞;儿童食管的角度(食管和胃排空形成的角度)较大(正常范围为 30°~50°);隔膜食管孔的关闭较弱;膈食管韧带和食管下黏膜瓣解剖结构有器质性或功能性疾病时;随着胃内压的升高和腹胀,可影响抗反流功能的正常发挥。

(二)食管廓清能力降低

在正常情况下,食管清洁功能可能取决于食管蠕动的促进、唾液的清洗、酸性介质、食物的重力、食管黏膜细胞分泌碳酸氢盐等来执行反流切除术,以减少反流与食管黏膜的接触时间。当食管运动减缓,或发生病理性蠕动时,食管清除反流药物的能力降低,从而延长食管反流问题的持续时间,并导致神经损伤。

(三)食管黏膜的屏障功能

它的分解机制包括黏液层、细胞内缓冲液、细胞代谢和血液流动。回流中的一些物质,如胃酸、胃蛋白酶、胆汁盐和胰岛素酶,从十二指肠回流到胃中,破坏了食管黏膜的功能,损伤了食管黏膜。

(四)胃、十二指肠功能失常

增加胃容纳内容物的含量和浓度的能力有限。当胃的内压超过 LES 的压力时，LES 可以打开。胃排空的增加会导致胃扩张，从而降低食管的功能并降低其抗反流屏障功能。在十二指肠疾病中，瓣膜括约肌没有完全关闭，可能导致十二指肠反流。

二、临床表现

(一)呕吐

呕吐在婴幼儿中是最重要的。85% 的儿童在出生的第一周出现呕吐，而其他 10% 的儿童在 6 周出现症状。呕吐的程度各不相同，通常发生在饭后，有时发生在晚上或空腹时，严重时看起来像喷射。呕吐的东西是腹部的内容物，有时伴有小胆管，也可视为乳汁反流、反酸或泡沫状呕吐。年龄较大的儿童经常出现恶心、反酸和嗳气等症状。

(二)反流性食管炎

1. 烧心　在有表达能力的儿童中发现胸部下部有反应。喝酸饮料会导致症状恶化，服用抗酸药物可以缓解症状。

2. 咽下疼痛　婴儿被发现有进食困难、易怒和拒绝进食的问题。年龄稍大的婴儿会有咽部感染。如果有食管狭窄的问题，会出现严重的呕吐和下咽困难。

3. 呕血和便血　严重的食管问题可能导致侵蚀或溃疡，呕吐血或黑色粪便。严重的反流食管会导致缺铁性贫血。

(三)巴雷特食管

由于慢性食管反流感染，食管底部的鳞状上皮被肥大的圆柱形上皮取代，这增加了耐酸性，但更容易受到食管溃疡、收缩和腺癌的影响。较深疼痛的患者可能会发展为食管静脉曲张。

(四)其他全身症状

1. 与 GER 相关的呼吸系统疾病。

(1)呼吸道感染：反流可直接或间接引起呼吸道感染。

(2)哮喘：反流刺激食管黏膜受体反射性地引起支气管痉挛和哮喘。据统计25%~80%的哮喘有 GER。部分发病早、抗哮喘治疗无效、无特异反应性家族史的患儿更可能为 GER 引起。

（3）窒息和呼吸暂停：常见于婴儿和早产儿。喉痉挛引起呼吸困难的原因是由反流，表现为发绀或面色苍白、心动过缓，甚至婴儿猝死综合征。

2.营养不良 大约80%的儿童因呕吐和食管炎而出现这种情况，这会导致严重的进食和营养不良问题。主要表现为体重没有增加，发育迟缓，血液流动不足。

3.其他 如嗓音沙哑、中耳炎、窦炎、复发性口炎、龋齿等。有些孩子可能有精神疾病和神经系统疾病的症状。

（1）Sandifer 综合征：它强调了胃食管反流症儿童独特的"鸡头样"行为，这些儿童与斜颈一样易感。这是一种防御措施，可以控制呼吸窘迫或减轻酸反流、杵状指、蛋白质损失肠病和贫血引起的疼痛。

（2）婴儿哭吵综合征：包括愤怒、夜间惊恐和用餐时哭泣。

三、诊断

（一）食管测压

食管测压仅用于怀疑 GER 的首次评估，而不用于胃食管反压病的有效诊断。反流性食管炎通常伴有 LES 压力下降（正常15~30 mmHg），LES 放松时间也比正常长（正常2~7 s），胃排空压下降（正常11~19 mmHg）。因此，LES 低压可以作为衡量 GER 重量的指标。

（二）放射线检查

患者以仰卧位低着头进行的 X 射线钡餐检查可以显示钡从胃到食管的反流，也可以使用腹压法。然而，最常见的 X 射线表现并不能检测出GER。吞咽钡剂后的 X 射线片很容易显示食管和胃肠道症状，但在食管炎出血的患者中很少见。胃肠道钡剂吞咽可以提供食管蠕动的信息，并诊断憩室、裂孔疝和肿瘤等病变；空气和钡双重造影显示，食管炎可出现黏膜粗糙、溃疡等病变。为了评估 GER 及其并发症，食管钡造影和同位素监测对评估 GER 伴吞咽困难和诊断急性裂孔疝、食管狭窄、食管环等非常有用。巴雷特食管的存在可能受到食管上皮网状改变的影响，并且通过标本的放射学检查可以确认其变化。然而，与 pH 监测相比，钡监测对 GERD 诊断的敏感性较低,这就是为什么钡吞咽监测在 GERD 患者监测中的使用率较低的原因。

(三)食管镜检查

可能诊断为食管炎伴有或不伴有出血。食管镜结合细胞刷检和直视下检查是鉴别胃肠道和食管癌症的必要手段。怀疑 GER 的患者最容易接受内窥镜检查,包括相关措施。

(1)患者出现异常症状或警告症状,如出血、体重减轻、吞咽困难,以消除其他疾病或问题。

(2)患病时间较长的患者,目的为筛选、排除巴雷特食管。

(3)它用于诊断食管炎并评估其严重程度。

(4)治疗目的:直接内镜治疗和并发症预防。如果发现侵蚀性食管炎或巴雷特食管,大多数 GER 可以通过内窥镜检查检测到,尽管侵蚀性食管炎仍然可能是由感染或药物损伤引起的。

(四)24 h 食管 pH 监测

24 h 食管 pH 监测是当前一个广为应用的研究和临床工具,对食管暴露酸量的判定、对 GERD 的认识有很大提高,它可以提供 GER 的直接证据,了解反流的病因和异常,并有助于确认 GERD 的诊断。24 h pH 值监测可以区分正常对照组和食管炎患者,pH 值的观察也有助于提高 GERD 患者食管外反流疾病的诊断。pH 监测受到各种限制。对于所有确诊为食管炎的患者,25% 的患者的 24 h pH 监测处于正常状态。正常对照组和有反流症状的患者之间也有很大的重叠。一般来说,pH<4(正常食管 pH 值范围为5.0~7.0)5~10 s 被用作 GER 发生率的指标。目前,我国普遍采用便携式 24 h 连续监测食管 pH 值。在检测期间,经常注意到 pH<4 持续 5 s 或更长时间,以确定 GER 的可用性。一般有 6 种参数:①总 pH<4 的时间百分比(%)(正常人 1.2~5.0)。②直立位 pH<4 的时间百分率(%)。③卧位 pH<4 的时间百分率(%)。④反流次数。⑤pH<4 超过 5 min 的次数。⑥回流时间最长。认为正常人 pH 值小于 4 且长于 5 min 的次数大于3 次,而反流停止时间长于 9 min 则视为病理性反流。24 h pH 值分析显示,GER 患者在日常站立姿势时食管炎更严重,在夜间躺着时食管炎最严重,而 GER 患者白天和夜间食管炎最严重。反流和症状之间的相互作用有助于确定症状是不是由反流引起。相互作用是通过统计分析得出的这

种相互作用可能取决于总的酸暴露时间、干预的紧张持续时间和未知症状。大多数人认为症状出现的平均时间为 2~5 min。并发症和症状之间的相关性专门用于分析不明原因胸痛患者。

四、鉴别诊断

(一)婴儿溢奶

换过体位或刚喝完奶就睡着的孩子可能会立即呕吐,这是一种称为溢奶的物理现象的结果。这是因为婴儿的胃是水平的,当身体位置发生变化时,胃无法保持水平,乳汁就会流出来。孩子6个月大后,他会好起来的。

(二)幽门痉挛

婴儿,无论是躺着还是抱着,每次喂食后大约 10 min 就会呕吐,这通常是由幽闭痉挛引起。外源性抽搐阻止乳汁顺利进入十二指肠,从而引起呕吐。

(三)先天性幽门肥厚性狭窄

孩子每次吃奶时都会呕吐,无论是体位变化、饮食变化还是服用药物,他们的症状都无法减轻。对胎儿胃右中上部的体检可能表明有一小块红枣大小的结节,这表明幽门肥厚性狭窄,需要手术治疗。

(四)其他

GER 所致非心源性胸痛易与心绞痛、胸膜炎、肺炎、肋软骨炎等相混。食管源性心绞痛样胸痛,多与体位有关,仰卧、弯腰易发生,坐起站立可缓解;冷饮或刺激性饮料食物亦可诱发等可资鉴别。

五、治疗

首选非手术疗法,包括饮食控制、体位疗法和药物疗法。新生儿、婴儿 GER 经过几个月的内科治疗,可以获得显著的改善。如果在上述治疗6个月后继续出现呕吐或其他症状,应考虑进行手术。

(一)体位治疗

新生儿和婴儿的最佳姿势是前俯卧位,上身抬高30°。对于处于意识状态的孩子来说,最好的体位就是挺直腰板和坐下来。在睡眠期间,他们应该保持右侧姿势,并将床头抬高 20 ~ 30 cm,以刺激胃肠道运动,减少过敏反应和对反流物误吸的情况。

(二)饮食疗法

通常是一种浓稠饮食,少食多餐。婴儿可以增加喂养频率,缩短喂养时间。吃人造食品的儿童可以在牛奶中加入干粉、米粉或谷物。大一点的孩子需要每顿吃少量的食物分多次进食,主要是高蛋白和低脂肪的食物。他们不应该在睡前 2 h 进食,保持胃半饱,避免食用降低 LES 紧张和引起消化系统紊乱的食物,如酸饮料、高脂肪食物、巧克力和辛辣食物。

(三)药物治疗

药物治疗通常有 3 类,即促胃肠动力药、抗酸剂或抑酸剂和保护黏膜药物。

1. 促胃肠动力药 它可以增加 LES 紧张,增加食管和胃蠕动,提高食管清洁能力,促进胃排空,从而减少物质在食管中反射的可能性和反射后在食管中停留的时间。①多巴胺受体拮抗剂:多巴胺(胃霉素)是 D_2 外周多巴胺受体的选择性拮抗剂,可有效治疗外周和消化道张力,促进胃运动。增加胃十二指肠窦运动,配合瓣膜收缩,改善食管蠕动和 LES 张力。最常用的剂量是 0.2 ~ 0.3 mg/kg,每天 3 次,饭前半小时和睡前服用。②乙酰胆碱诱导的药物:西沙必利是一种新型的全消化剂,是一种有效的甲苯胺素,没有胆碱能或抗多巴胺作用。它主要诱导运动肠道平滑神经元的 5-HT 受体,增加乙酰胆碱的释放。因此,诱导和增强胃肠道运动,通常剂量为每单位 0.1 至 0.2 mg/kg,口服每日 3 次。

2. 抗酸或抑酸剂:主要作用是抑制胃酸分泌,中和胃酸,减少食管黏膜损伤,增加 LES 张力。

(1)抑酸药:H_2 受体拮抗剂常用西咪替丁(cimetidine)、雷尼替丁(ranitidine);质子泵抑制剂常用奥美拉唑。

(2)胃酸中和剂:如氢氧化铝凝胶,主要用于年龄偏大的儿童。

(3)黏膜保护剂:硫酸铝、硅酸铝、磷酸铝等。

(四)外科治疗

在及时接受行为、饮食和药物治疗后,大多数儿童的症状都可以得到有效的调整和治疗。如果有以下适应证,将考虑进行外科手术疗法:①保守治疗6～8周后仍无效,并发症严重(胃肠道出血、营养不良、生长缓慢)。②伴有溃疡、狭窄或疝的严重食管炎。③有严重的呼吸系统问题,如呼吸困难、急性吸气或窒息、支气管肺发育不良。④并发严重的神经系统疾病。

第五章　造血系统疾病

◀◀ 第一节　营养性贫血

一、缺铁性贫血

缺铁性贫血是一种常见的小细胞低色素性贫血,由于体内的铁缺乏储备而导致血红蛋白合成减少,也称为小细胞性贫血症。这是一种儿童贫血,多见于 6 个月至 2 岁的婴幼儿。

(一)病因及发病机制

1. 铁在体内的代谢　铁是合成血红蛋白的重要原料,也是多种含铁酶(如细胞色素 C、单胺氧化酶、琥珀酸脱氢酶等)中的重要物质。人体所需要的铁来源有两个:①衰老的红细胞破坏后所释放的铁,约 80% 被重新利用,20% 贮存备用;②自食物中摄取,如肉、鱼、蛋黄、肝、肾、豆类、绿叶菜等含铁较多。食物中的铁元素以不同的形式从十二指肠和上空肠吸收,进入肠黏膜后被氧化为三价铁。一部分与细胞中的去铁蛋白结合产生铁素,另一部分与肠道黏液细胞进入血液的转铁蛋白结合产生血液中的铁素。随血液循环运送到各贮铁组织,并与组织中的去铁蛋白结合成铁蛋白,作为贮存铁备用。在还原酶的作用下,铁从铁蛋白中释放出来,被氧化酶氧化为三价铁,然后与转铁蛋白结合,输送到骨髓造血细胞中,与幼红细胞中的原卟啉结合形成血红素,然后与球蛋白结合形成血红蛋白。一个正常的孩子每天分泌很少的铁,不超过 15 μg/kg,孩子继续成长,铁的需要量较多,4 个月至 3 岁每日需由食物补充元素铁 0.8 ~ 1.5 mg/kg。各年龄小儿每日摄入元素铁总量不宜超过 15 mg。

2. 导致缺铁的原因

(1)先天贮铁不足:足月新生儿自母体贮存的铁及生后红细胞破坏铁的释放足以在出生后 3~4 个月内产生血液。如果早产、双胞胎、胎儿失血(如胎儿血液供应给母亲或其他双胞胎),以及母亲患有严重的缺铁性贫血,胎儿铁水平可以降低。出生后延迟结扎脐带可增加婴儿体内的铁储存量(铁储存量增加约 40 mg)。

(2)食物中铁摄入量不足:为导致缺铁的主要原因。人乳、牛乳中含铁量均低(小于 0.2 mg/dL)。长期以乳类喂养、不及时添加含铁较多的辅食者,或较大小儿偏食者,易发生缺铁性贫血。

(3)铁自肠道吸收不良:食物中铁的吸收率受诸多因素影响,动物性食物中铁 10%~25% 被吸收,人乳中铁 50%、牛乳中铁 10% 被吸收,植物性食物中铁吸收率仅约 1%。维生素 C、果糖、氨基酸等具有铁吸收功能的助剂。但食物中磷酸、草酸、鞣酸(如喝浓茶)等可减少铁的吸收。此外,长期腹泻、呕吐和胃酸不足会影响铁的吸收。

(4)生长和发育过快:婴儿期生长快,早产儿速度更快,随体重增长血容量也增加较快,较易出现铁的不足。

(5)铁的丢失过多:如因对牛乳过敏引起小量肠出血(每天可失血约 0.7 mL),或因肠息肉、膈疝、肛裂、钩虫病等发生慢性小量失血,均可使铁的丢失过多而导致缺铁(每失血 1 mL 损失铁 0.5 mg)。

(6)铁的利用障碍:如长期或反复感染可影响铁在体内的利用,不利于血红蛋白的合成。

3. 缺铁对各系统的影响

(1)血液:并不是说当体内出现缺铁时,血虚会迅速发生,而是会达到 3 个阶段。①缺铁期(ID):虽然体内铁储存较少,但对红细胞血红蛋白的铁供应尚未减少。②红细胞生产中的缺铁期(IDE):在这一阶段生产红细胞所需的铁量不足,但血红蛋白并未显著减少。③无铁性贫血(IDA):此阶段出现缺少色素小细胞无色血浆。

(2)其他:肌红蛋白合成减少。由于多种含铁酶活力降低,影响生物氧化、组织呼吸、神经递质的分解与合成等,使细胞功能紊乱,引起皮肤黏膜损害、精神神经症状以及细胞免疫功能降低等。

(二)临床表现

1. 一般表现　起病缓慢。逐渐出现皮肤黏膜苍白,甲床苍白,身体疲乏、不活跃的孩子可能会抱怨头晕和耳鸣。存在感染的风险。

2. 髓外造血表现　常见肝、脾、淋巴结轻度肿大。

3. 其他系统症状　食欲减退,易有呕吐、腹泻、消化功能不良,可有异嗜癖(如喜食泥土、墙皮等)。易发生口腔炎。常有烦躁不安或萎靡不振,精力不集中,智力多低于同龄儿。明显贫血时呼吸、心率加快,甚至引起贫血性心脏病。

（三）实验室检查

1. 血象　血红蛋白的减少比红细胞的减少更明显,表现为小细胞低色素性贫血。血涂片上可以看到各种大小的红细胞,主要是小细胞,只有一个中心光区。网织细胞、白细胞和血小板通常是正常的。

2. 骨髓象　年轻红细胞发育活跃,主要在中晚期。各期红细胞较小,细胞质较少,呈蓝色染色倾向。其他系列细胞大致正常。

3. 铁代谢检查

（1）血清铁蛋白(SF):缺铁的 ID 期即降低(小于 12 μg/L),IDE、IDA 期更明显。

（2）红细胞游离原卟啉(FEP):IDE 期增高(大于 0.9 μmol/L 或大于 50 μg/dL)。

（3）血清铁(SI)、总铁结合力(TIBC):IDA 时 SI 降低(小于 9.0～10.7 μmol/L或小于 50～60 μg/dL),TIBC 增高(大于 62.7 μmol/L 或大于 350 g/dL)。

（4）骨髓铁染色:骨髓涂片用普鲁士蓝染色进行显微镜检查,显示铁附着物数量减少,成铁细胞减少(小于 15%)。

（四）诊断

根据诊断、血液特征和喂养史,大多数都可以检测到。必要时可以进行骨髓成像。铁代谢的生化评价具有临床意义。铁治疗的疗效可以证实诊断。血红蛋白含量低、地中海贫血、铁母细胞性缺血等也可视为低色素性贫血,应注意鉴别。

（五）治疗

1. 一般治疗　加强护理,改善喂养,合理安排饮食,纠正不合理的饮食习惯。避免感染,治疗引起慢性缺血的疾病。

2.铁剂治疗 铁处理是一种特殊处理。建议选择混合盐,因为口服铁的制剂比有色铁更容易吸收。铁制剂包括硫酸亚铁(含20%铁基)、富马酸亚铁(含33%铁基)、葡萄糖酸亚铁(含有11%铁基)等。铁的日消耗量为4~6 mg/kg,分3次于两餐之间口服。同时服用维生素C以促进铁的吸收。网织红细胞通常在用药后3~4 d增加并在7~10 d达到峰值,其后血红蛋白上升,3~4周内贫血可望纠正,但仍需继续服药2个月左右,以补充贮存铁。

3.输血治疗 重症贫血并发心功能不全或重症感染者可予输血。

(六)预防

缺铁性贫血主要预防措施如下。

(1)提供有效的母乳喂养指南,促进母乳喂养,及时添加富含铁的辅助食品,纠正偏食习惯。

(2)对早产儿、低体重儿可自生后2个月给予铁剂预防,给元素铁0.8~1.5 mg/kg,也可食用铁强化奶粉。

(3)积极防治慢性胃肠病。

二、营养性巨幼细胞贫血

营养性巨幼细胞贫血,也称为饮食性巨幼淋巴细胞性贫血,主要是由于缺乏维生素 B_{12} 或(和)叶酸。多见于喂养不当的婴幼儿。

(一)病因及发病机制

1.发病机制 维生素 B_{12} 和叶酸是DNA合成过程中的重要辅酶物质,缺乏时因DNA合成不足,使细胞核分裂时间延长(S 期和 G_1 期延长),细胞增殖速度减慢,而细胞质中RNA的合成没有受到影响并且红细胞中血红蛋白的合成也存在,因而各期红细胞变大,核染色质疏松呈巨幼样变。由于红细胞生成速度减慢,成熟红细胞寿命较短,因而导致贫血。粒细胞、巨核细胞也有类似改变。此外,维生素 B_{12} 缺乏尚可引起神经系统改变,可能与神经髓鞘中脂蛋白合成不足有关。

2.维生素 B_{12}、叶酸缺乏的原因

(1)饮食中供给不足:动物性食物如肉、蛋、肝、肾中含维生素 B_{12} 较多;植物性食物如绿叶菜、水果、谷类中含叶酸较多,但加热后被破坏。各种乳类中含维生素 B_{12} 及叶酸均较少,羊乳中含叶酸更少。婴儿每日需要量维生

素 B_{12} 为 $0.5 \sim 1.0\ \mu g$，叶酸为 $0.1 \sim 0.2\ mg$。长期母乳喂养不及时添加辅食容易发生维生素 B_{12} 缺乏；长期羊乳、奶粉喂养不加辅食易致叶酸缺乏。

（2）吸收障碍：见于肠道疾病，如腹泻、小肠疾病和胃肠道感染。慢性肝炎会影响体内维生素 B_{12} 和叶酸的摄取。

（3）需要量增加：生长和发育过快的婴儿（尤其是早产儿），或患严重感染（如肺炎）时需要量增加，易致缺乏。

（二）临床表现

本病约 2/3 病例见于 $6 \sim 12$ 个月，2 岁以上少见。急性感染常为发病诱因。临床表现特点如下。

1. 贫血及一般表现　面色蜡黄，虚胖，易倦，头发稀黄发干，肝脾可轻度肿大，重症可出现心脏肥大，甚至心功能不全。

2. 消化系统症状　常有厌食、恶心、呕吐、腹泻、舌炎、舌面光滑。

3. 神经系统症状　见于维生素 B_{12} 缺乏所致者。表现为表情呆滞、嗜睡、反应迟钝、少哭不笑，少出汗，身心发育迟缓，常有退行症状，不能完成原来已会的动作。可出现唇、舌、肢体震颤，腱反射亢进，踝阵挛阳性。

（三）实验室检查

1. 血象　红细胞计数的减少比血红蛋白的减少更显著。红细胞有大有小，以大者为主，中央淡染区不明显。重症白细胞可减少，粒细胞胞体较大，核分叶过多（核右移），血小板亦可减少，体积变大。

2. 骨髓象　红系细胞增生活跃，以原红及早幼红细胞增多相对明显。成红细胞在各个阶段都表现为细胞增殖、核染色质疏松和明显的副染色质，表明细胞核的发育滞后于细胞质。粒细胞和巨核细胞系也可能发生巨幼细胞改变。

3. 生化检查　血清维生素 B_{12} 及叶酸测定低于正常含量（维生素 B_{12} 小于 $100\ ng/L$，叶酸小于 $3\ \mu g/L$）。

（四）诊断

根据贫血表现、血象特点，结合发病年龄、喂养史，一般不难做出诊断。进一步做骨髓检查有助于确诊。少数情况下须注意与脑发育不全（无贫血及上述血象、骨髓象改变，自生后不久即有智力低下）及少见的非营养性巨幼细胞贫血相鉴别。

（五）治疗与预防

（1）加强营养和护理,防治感染。

（2）维生素 B_{12} 及叶酸的应用:维生素 B_{12} 缺乏所致者应用维生素 B_{12} 肌内注射,50～100 μg/次,每周 2～3 次,持续使用 2～4 周,或直至血细胞计数恢复正常。使用维生素 B_{12} 2～3 d 后,精神得到改善,网织红细胞增加,6～7 d 后显著增加,2 周后恢复正常。骨髓中的巨红细胞在给药后 6～72 h 内转变为正常的成红细胞,大脑和神经症状的恢复延迟。叶酸不足的患者 3 次/d 口服叶酸 5 mg,连服数周。治疗后血象、骨髓象反应大致如上所述。维生素 C 能促进叶酸的利用,宜同时口服。需要注意的是,叶酸不应添加到仅因缺乏维生素 B_{12} 而引起的人身上,以免引起精神和心理健康问题。重症贫血于恢复期应加用铁剂,以免发生铁的相对缺乏。

（3）输血的原则同缺铁性贫血。

（4）预防措施:主要是强调改善乳母营养,婴儿应按时补充食物,避免单纯母乳喂养,年龄较大的婴儿应注意食物的平衡,防止偏食。

三、营养性混合性贫血

营养性缺铁性贫血与营养性巨幼细胞贫血同时存在时称为营养性混合性贫血,较常见于婴幼儿期。

（一）临床表现

具有两种贫血的混合表现,贫血程度一般较重。

（二）实验室检查

1. 血象　血红蛋白及红细胞近于平行降低,红细胞大小不等更明显,大者大于正常,小者小于正常,大红细胞中央浅染区扩大为本病红细胞典型表现。白细胞、血小板常减少。

2. 骨髓象　红细胞系具有两种贫血的表现,例如可见巨幼红细胞而胞质嗜碱性强,粒细胞、巨核细胞也可见巨幼细胞贫血时的形态改变。

（三）治疗

需同时应用铁剂及维生素 B_{12} 或叶酸治疗。

第二节　感染性贫血

感染性贫血,又称儿童假贫血、雅克综合征等。儿童以贫血、肝脾大、外周血白细胞增加、出现未成熟粒细胞和有核红细胞为特征。

一、诊断

(一)病史

这种疾病通常发生在 6 个月至 2 岁的婴儿身上。由于营养不良和佝偻病,它是由感染性疾病引起,如肺炎、肺脓肿、脓胸,败血症、尿路感染等。

(二)临床表现

疾病进程缓慢,脸色逐渐苍白或发黄,身体瘦弱,智力迟钝,经常感染,有不稳定的发热。体检发现肝脾肿瘤,特别是脾肿瘤。全身淋巴结可能轻微肿胀,有时会出现出血或皮肤肿胀。有些人表现为佝偻病。

(三)辅助检查

1. 血象　白细胞增多,甚至约 $30 \times 10^9/L$ 以上,在分布中可以发现不同水平的未成熟粒细胞,但大多数仍较成熟。

2. 骨髓象　增生是活跃的或非常活跃的,在某些情况下,生长可能很低。细胞分类和形态变化类似于营养性混合贫血的细胞。

3. 铁代谢的检查　感染后,血清铁与总铁结合的能力降低,肝、脾和骨髓组织中的铁保留增加。铁代谢的恶化可以在疾病恢复后治愈。

二、鉴别诊断

1. 营养性缺铁性贫血　轻度缺氧在严重的雅克综合征中可见,血浆铁减少,根据缺铁饮食容易误诊。疾病与缺铁性贫血的区别在于,血液缺铁能力降低,铁骨髓细胞增大,肝脾较大,可用于鉴别。

2. 白血病　白血病进展通常非常快,有出血的倾向。血浆中的大多数未成熟细胞处于初级阶段,大多数血小板减少。骨髓象显示发生了变化。患有急性粒细胞白血病的婴儿的血液和骨髓水平显示出粒细胞的显著变化,胎儿血红蛋白水平普遍升高。可以识别出上述特征。

3.类白血病反应 可以检测到各种类型的病灶,包括脾大、血液流量不足和粒细胞毒性变化。在最初的感染控制后,血液计数恢复正常。

4.溶血性贫血 当核苷酸和网织红细胞增加时,Jacques 综合征必须区分长溶血细胞,主要根据病史、红细胞形态和血红蛋白异常,以及阳性诊断结果证实溶血存在。

5.其他骨髓外造血疾病 如软骨骨肉瘤和骨髓纤维化,也会导致贫血、脾肿大,血液样本显示粒细胞和红细胞不足,但骨细胞往往无法发挥作用。骨髓、X 射线骨髓等可以不同的方式提供帮助。

三、治疗

(一)治疗原发病

增加营养的摄入,加强监督。为了对抗感染应使用有效的抗生素。

(二)抗贫血治疗

由于血液供应不足,应供应铁、维生素 B_{12} 或叶酸,直到血红蛋白正常。

(三)其他

营养、医疗支持和输血是治疗营养性贫血的基本原则。活性佝偻病用维生素 D 和钙治疗。

第六章 泌尿系统疾病

◀◀ 第一节 急性肾小球肾炎

急性肾小球肾炎（acute glomerulonephritis，AGN）简称急性肾炎，是指一组病因不同的肾小球疾病，诊断为基础性疾病，通常以感染前为主，以血尿为主，伴有不同程度的蛋白尿，并可能出现水肿、高血压。可分为链球菌感染后肾小球肾炎（poststreptococcal glomerulonephritis，APSGN）和非链球菌感染后肾小球肾炎（non-poststreptococcal glomerulonephritis）。在本节中，慢性肾炎主要是关于 ASPGN。这种疾病在 5～14 岁多发，2 岁以下的儿童和青少年中较少见，男女比例为 2∶1。

一、病因

尽管这种疾病的病因有很多，但大多数人患有由链球菌感染引起的慢性肾小球肾炎。1982 年，一项对全国 105 家医院泌尿系统疾病患者的调查显示，61.2% 的肾炎患者明显增加了抗"O"。溶血性链球菌感染后，肾炎的发生率一般在 0～20%。急性咽炎（主要为 12 型）术后肾炎的发生率为 10%～15%，脓皮病和猩红热的发生率为 1%～2%。呼吸道及皮肤感染为主要前期感染。国内 105 所医院资料表明，上呼吸道感染或扁桃体炎在所有地区最常见，为 51%，其次是败血症或皮肤感染，25.8% 不包括溶血性链球菌 B，其他疾病诱因，如链球菌、链球菌肺炎、金黄色葡萄球菌、沙门菌伤寒、流感杆菌，以及球菌 B4 病毒等疾病。ECHO9 病毒、麻疹病毒、腮腺炎病毒、乙型肝炎病毒、巨细胞病毒、EB 病毒感染，肾炎也可由疟疾、肺炎支原体、白念珠菌病、丝虫病、钩虫病、血吸虫病、弓形虫病、梅毒引起。

二、发病机制

目前认为肾小球肾炎主要与溶血性链球菌 A 群肾病综合征有关,这是一种由抗原抗体免疫引起的肾小球毛细血管炎症性疾病,包括免疫系统和原位复合物。指导发病机制理论。此外,一些链球菌可以通过 Neuraminic 糖苷酶或其产物的作用与身体 IgG 结合,例如某些物种产生的唾液酸酶,以消除免疫球蛋白的唾液酸,从而改变 IgG 的化学组成或免疫原性,并通过自身免疫系统引起疾病。所有类型的肾炎都具有相同的肾炎抗原性。过去,细菌细胞壁的 M 蛋白被认为是引起肾炎的主要抗原。1976 年以后,有人声称内毒素和"肾炎过滤器相关蛋白(NSAP)"参与其中。此外,局部介质在抗原-抗体复合物引起的组织损伤中也发挥着重要作用。包括通过使肥大细胞释放血管活性胺来改变毛细血管通透性的白细胞趋化性,还具有细胞毒直接作用。血管活性物质包括色胺、5-羟色胺、血管紧张素 Ⅱ 和多种花生四烯酸的前列腺素样代谢产物均可因其血管运动效应,在局部炎症中起重要作用。

三、病理

在疾病的早期,肾脏疾病是常见的,肥大性肾炎毛细血管内膜异位症。在视镜下,病变主要位于肾脏,表现为不同程度的扩散性和增殖性炎症,疾病早期有明显的渗出性病变。肾球的大小、肿胀和细胞组成增加,主要是由于内皮细胞和膜细胞的繁殖以及炎症细胞的破坏。多形核细胞通常存在于神经细胞中。毛细血管管腔狭窄,甚至堵塞或塌陷。肾小球囊可见红细胞和上皮细胞增殖。在一些患者中还可以看到由上皮细胞的节段增殖产生的新月体,从而使肾小球囊腔受阻。用 Trichrome 染色,于肾小球基膜上皮侧可见到在本病中具有特征意义的"驼峰"样改变。肾小管病变较小,表现为上皮细胞变性、间质水肿和炎症细胞浸润。电镜检查除光镜所见增生渗出性病变外,可以看出,内皮细胞的细胞质在连续的拱形中膨胀,导致内皮孔消失。上皮细胞下沉积有较厚的电性缺损,分布于骨折处,呈圆顶状隆起,但与基底膜厚层不相连。覆盖驼峰的上皮细胞足突局部消失,但其他处的足突仍正常。驼峰一般病后 4~8 周时消退。此外颗粒状电子致密物也偶尔在基膜及内皮细胞下沉积。基膜存在局部裂缝或错位。

免疫荧光检查显示,急性期 IgG、C_3、纤维蛋白原等细、粗元素弥漫性相似,主要分布于肾小球毛细血管环和系膜区。还可以发现 IgM 和 IgA 沉积。此外,纤维蛋白原和纤维蛋白的沉积可以在系膜区或肾小球囊中发现。系膜区如 C_3 和 IgG 或 IgM 持续较久常与临床上病情迁延相一致。

根据免疫沉积的分布,又分为 3 种类型。①星天型(starrysky):即免疫球蛋白及 C_3 呈弥漫性,不规则分布于毛细血管祥及系膜,多见于疾病早期。②系膜型(mesangial):即免疫沉积物主要见于系膜尤其是其蒂部,多见于疾病恢复期,可持续数月、数年。③花环型(garland):免疫沉积不规则地见于毛细血管壁上及扩张的系膜区,导致分叶状的改变,常见于临床具有显著蛋白尿和多量上皮下沉积物者,其后常呈慢性肾损伤。

四、临床表现

急性肾小球肾炎的临床特征差异很大。小病例无临床症状,诊断为无症状镜下血尿,而重症病例可表现出快速过程,肾功能不全在短时间内发生。

(一)前期感染

90% 的患者有链球菌感染,主要是呼吸道和皮肤感染。严重疼痛的发作发生在感染后 1～3 周无症状。咽炎发生时间为 6～12 d,平均 10 d。它经常引起发热、关节炎和咽部渗出。皮肤病发病 14～28 d,平均发病 20 d。

(二)典型表现

在严重急性期,常有慢性不适、乏力、食欲缺乏、发热、头痛、头晕、咳嗽、气短、恶心、呕吐、腹痛和流鼻血等症状。大约 70% 的患者有水肿,通常只影响眼睑和面部。在严重的病例中,它在全身扩散只需 2～3 d,并且没有凹陷。50%～70% 的患者出现完全性血尿,持续 1～2 周,称为镜下血尿。蛋白尿水平不同,一般小于 3 g/d。大约 20% 的患者可以达到肾脏疾病的水平。病理学上,蛋白尿患者常有严重的系膜增生。30%～80% 的患者血压升高。少尿和完全血尿的患者会出现无法排尿的情况。

(三)严重表现

大多数的儿童在发病初始(不迟于 2 周)可能会出现以下严重症状。

1.严重的身体伤害(循环充血)　通常发生在发病后的第一周,由于水和钠的积聚以及血流量增加而发生牙周出血。当患有肾炎的儿童出现呼吸急促,肺部潮湿时,应小心免疫功能障碍的原因。严重者可出现呼吸衰竭、坐卧呼吸、颈静脉扩张、频繁咳嗽、痰红、双肺湿痰,甚至出现动脉粥样硬化奔腾、肝块僵硬、水肿加重等症状。一些人会突然出现恶化。

2.高血压性脑病 因脑内血管痉挛引发脑内水肿,导致缺血和缺氧,以及血管通透性增加。近年来,一些人也认为这是由大脑血管舒张引起的。它通常发生在疾病的早期,在高血压突然发作后,通常高于 150～160(100～110)mmHg。年龄较大的儿童可能会抱怨头痛、呕吐、复视或暂时失明,在严重的情况下还会出现癫痫发作和意识不清。

3.肾功能不全 这种情况通常发生在疾病中,有尿液不足、尿道闭合等症状,可能导致暂时性氮化血友病、电解质紊乱和代谢酸中毒,通常持续 3～5 d,但不超过 10 d。

(四)非典型表现

1.无症状慢性肾炎 患儿仅有镜下血尿,无其他诊断。

2.急性肾炎伴肾外症状 有的患儿水肿明显,有高血压,甚至肝硬化、高血压脑病。同时,尿液轻微变化或常规尿液样本正常,但有链球菌感染和较低浓度的 C_3 血液。

3.急性肾炎伴有肾病综合征 水肿和蛋白尿是肾炎的主要症状,伴有轻度高胆固醇血症和低血糖。患者的行为与肾综合征相同。

五、诊断

(一)尿常规

(1)蛋白尿是这种疾病的特征。尿蛋白含量为 1～3 g/24 h(尿蛋白+～+++)。几周后,尿蛋白逐渐减少,并保持在一小部分至一个加号,其中大多数在 1 年内转为阴性或极少量。

(2)在显微镜下,血尿的红细胞形态通常是褶皱的,边缘不规则或多形性。这是由于肾小球毛细血管壁受损,以及肾小球毛细血管基底膜破裂期间红细胞变形,这也与肾小管中的高渗环境有关。红管型的存在对慢性肾炎的诊断更有帮助。此外,还可以发现各种管型的白细胞,数量少,没有脓细胞。

（3）尿比重高，多在1.02以上，主要是球—管功能失衡的缘故。

（二）血常规

血红蛋白可能略有下降，这与血液治疗有关。在没有疾病的情况下，白细胞计数和分类是正常的。

（三）肾功能

大多数患者没有肾功能异常，但可能有肾小球滤过功能改变和氮质血症改变。一般来说，当尿液水平升高时，它会逐渐恢复。少数患有疾病的人可能会因为严重的病情而患上肾衰竭。

（四）血电解质

电解质干扰很少。在少尿症中，二氧化碳结合能力可略有下降，血钾浓度可略有增加，并可稀释低钠血症。当利尿开始时，结果很快恢复正常。

（五）血清补体浓度

80%~95%的患者在发病2周内血容量和C_3水平下降，4周后开始增加，6~8周内恢复正常。

六、鉴别诊断

急性肾炎早期易与下列疾病混淆，应引起注意。

（一）发热性蛋白尿

它可能发生在发热性疾病中。发热时，尿液中可以检测到蛋白质和管状物质，但红细胞很少，没有水肿或高血压。发热缓解后，尿路感染随即趋于正常。

（二）感染期尿异常

当被任何特定原因感染时，如细菌、病毒，尤其是感染乙型溶血性链球菌时，大约1/3的患者会出现轻度血尿、尿液蛋白质含量低和管状，但没有水肿或高血压。一旦疾病得到控制，尿液样本将恢复正常。

（三）局灶性肾小球肾炎

大多数发生在感染期间（肾炎在感染后约2周发生）；灶性肾炎表现为血尿，蛋白尿症状较少；病毒成功被消灭后，患者的尿液样本恢复正常，预后良好。类似于轻度肾炎,只改变尿液,没有水肿或高血压。

(四)运动后尿异常

运动(如长跑、游泳、快走)或过度劳累后,几小时内可出现血尿、蛋白尿,甚至管型尿,但休息 1~2 d 后(最晚不到 7 d)会恢复正常。尿路感染没有水肿或高血压(有部分人可能有暂时性高血压)。

(五)狼疮性肾炎

全身性红斑狼疮引起的肾损伤有时类似于急性肾炎,常伴有皮疹、脱发、光敏、关节和心脏疼痛、发热、白细胞减少。血液检查抗 SM 抗体或 DNA 抗体和抗核抗体检测呈阳性。

(六)妊娠毒血症

大多数发生在妊娠中后期,伴有水肿、高血压、蛋白尿和管型尿。在严重的情况下,可能会发生脑部疾病,尤其是在妊娠的最后 2 个月。然而,尿中带血的主要特征是血液供应不足,肾功能通常正常。眼底可见视网膜肌肉痉挛、出血和渗出等变化。大多数患者产后可以恢复正常。

七、治疗

该病没有特效治疗。

(一)休息

在情况紧急的时候,应注意休息 2~3 周,直到血尿消失、不再有水肿、血压恢复正常。虽然患者可以站起来参加一些小活动,但只能完成课堂活动,为保证安全,患儿应在 3 个月内避免剧烈运动。只有在正确计数尿路分泌物后,才能恢复正常的体力活动。

(二)饮食

对于水肿和高血压患者,应限制盐和水的摄入。盐的适宜用量为 60 mg/(kg·d)。含水量通常被计算为输出体积中不显著的额外含水量。氮质血症患者应限制蛋白质含量,并摄入 0.5 g/(kg·d)的动物蛋白质。

(三)抗感染

在感染的情况下,青霉素类抗生素应使用 10~14 d。

(四)对症治疗

1. 利尿　控制水和盐的摄入后,氢氯噻嗪(Hydrochlorothiazide,DHCT)可用于水肿和少尿患者,1~2 mg/(kg·d),分2~3次口服。尿量增多时可加用螺内酯,2 mg/(kg·d)口服。低效时应使用呋塞米,口服剂量2~5 mg/(kg·d),注射剂量1~2 mL/(kg·d),每天1~2次。如果口服注射量过大,就会出现暂时性耳聋。

2. 降压　凡有休息、控水控盐、利尿,依旧高血压者,均应服用降压药。

(1)硝苯地平(Nifedipine):这是一种钙通道阻滞剂。第一次剂量为0.25 mg/kg,最大剂量为1 mg/(kg·次),分为3次口服或舌下剂量。在老年患者中,这些药物会增加心肌梗死复发和死亡的风险,并且通常不单独使用。

(2)卡托普利(Captopril):这是一种血管紧张素转换酶(ACE)抑制剂。第一次剂量为0.3~0.5 mg/(kg·d),最大剂量为5~6 mg/(kg·d),分3次口服。最好用硝苯地平代替降压药。

(五)严重循环充血治疗

(1)为了治疗钠和水的排出延迟,并恢复正常的血液容量,可以使用呋塞米注射液注射。

(2)对于患有肺水肿的患者,在进行常规治疗的同时,还可加用硝普钠。可将5~20 mg硝普钠加入100 mL 5%葡萄糖注射液中,以1 μg/(kg·min)的速率静脉注射,用药期间仔细观察血压,并随时调整输注速率,每分钟不应超过8 μg/kg,以防止低血压。硝普钠储存应避光,防止因光线直射使药物发生分解。

(3)对于难治性问题,可以使用腹膜透析或血液过滤。

第二节　肾病综合征

儿童肾病综合征(nephrotic syndrome,NS)肾小球基底膜通透性增高是由各种原因引起的,导致血液中尿液蛋白质丢失的临床表现。临床表现主要有4种:①蛋白尿量高;②低白蛋白血症;③高脂血症;④明显水肿。上述第①项和第②项是必须具备的条件。NS在儿童肾脏疾病中的发病率仅次于慢性肾炎。NS 根据病因可分为 3 种类型:原发性、继发性和先天性。本节主要讨论原发性 NS(prmary nephrotic syndrome,PNS) 。

一、病因及发病机制

PNS 在儿童中约占 NS 总数的 90% 。原发性肾损伤导致肾对蛋白质尿的通透性增加,而低蛋白血症、水肿和高胆固醇血症是继发性病理生理变化。

本病的病因和发病机制尚不清楚。但是,近段时间的研究表明了这样几点:①肾小球毛细血管壁结构或电化学的变化可引发蛋白尿。对动物实验和人类肾脏疾病的研究发现,在细菌转化的过程中肾小球滤过膜中阴离子的损失减少了静电屏障的影响,静电屏障会导致大量人对中等分子血浆白蛋白的低电荷过滤,高选择性蛋白尿。分子过滤器的损坏可能导致尿液中几种高分子量和中等分子量的蛋白质损失,并形成低选择性蛋白尿。②在罕见的微生物中,肾脏中存在免疫球蛋白和/或复合成分,局部免疫过程可损害膜的正常功能并引起蛋白尿。③不同微生物的肾小球中没有这种释放,滤膜静电屏障的破坏可能与细胞免疫有关。在肾病患者中静脉注射外周血淋巴细胞可能导致大鼠蛋白尿和肾病综合征的病理变化,表明异常的 T 淋巴细胞参与了疾病的致病机制。

二、病理生理

(一)蛋白尿

蛋白尿是 NS 最根本的变化,正常儿童尿液中只含有少量蛋白质,通常不超过 100 mg/d。肾小球滤过屏障的复杂物理和静电过程阻止了血液蛋白质从肾小球毛细血管腔中渗出。蛋白尿的形成是肾小球毛细血管滤过屏障性质变化的结果。肾小球基底膜上存在有功能性的“孔”,肾小球毛细血管壁不是自由通透的膜,它限制分子通过有分子大小和静电两个特点,半径小于 2 nm 的分子可以自由交叉,而半径为 2~4 nm 的分子在分子增加时具有抑制作用。半径大于 4.2 nm 的分子不能交叉。肾小球滤过膜表面的负电荷被认为在阻止血液蛋白和其他分子从肾小球毛细血管进入尿液中起着重要作用。研究清楚地表明,肾小球滤过膜通透性降低被认为是肾小球通透性和蛋白尿增加的最重要因素。足细胞分子的进化是蛋白尿的重要组成部分。

（二）低白蛋白血症

低白蛋白血症是 NS 的临床、实验室特征。主要原因是尿中丢失白蛋白，但其他因素如肝白蛋白的合成和白蛋白分解代谢率的变化也决定了血白蛋白缺乏。饮食中蛋白质摄入不适当，必需氨基酸不足会影响肝脏蛋白合成。此外，大部分滤过的白蛋白经肾小管重吸收并被分解成氨基酸，也助于形成低白蛋白血症。通常来说，血清白蛋白和蛋白尿的严重性呈相反关系。但除了尿蛋白排泄外，临床具有相似程度的尿蛋白常常有不同程度的低白蛋白浓度，提示另外一些因素影响着白蛋白代谢平衡。

（三）水肿

水肿是 NS 的主要临床表现。水肿的形成是由于：①低白蛋白血症降低血浆胶体渗透压，降低血液循环质量。肾素-血管紧张素-醛固酮系统的血管收缩和激活导致水钠潴留，并延长肾病的水肿期。但事实上却有许多矛盾的发现，测定血容量有的减少，有的正常，甚至一些患者是增加的，血浆肾素活性并没有普遍升高。②低白蛋白血症当血浆白蛋白低于 25 g/L 时，液体将被截留在间质区域。当血浆白蛋白低于 15 g/L 时，可产生腹水或胸腔积液。③低血容量使交感神经兴奋，近端肾小管对 Na^+ 吸收增加。④有推测钠潴留是肾内钠处理机制的缺陷，但其性质和肾内确切的定位还不完全清楚。⑤血浆抗利尿激素升高。

（四）高脂血症和高脂蛋白血症

高脂血症是 NS 的实验室特征，血浆胆固醇、三酰甘油、磷脂和脂肪酸浓度增高。NS 也可见脂蛋白代谢异常，血清高密度脂蛋白（HDL）多正常，但低密度脂蛋白（LDL）和极低密度脂蛋白（VLDL）增高。高胆固醇血症和高脂血症的严重程度与低蛋白血症和蛋白尿的严重程度密切相关。另外一些影响因素决定高脂血症程度的有患儿的年龄、饮食、肾功能不全的存在和糖皮质激素的使用。血浆脂类和脂蛋白异常是由于低蛋白血症使肝脏脂质、脂蛋白和部分 VLDL 合成增加。没有缓解的 NS 患者，高脂血症可能决定着患者的预后。其中 TC、LDL-ch 和 Lp(α) 不仅是血管损伤的高危因素，也是肾小球硬化的主要原因。升高的 LDL-ch 可以通过表面的 LDL 受体穿透系膜细胞，释放游离胆固醇，刺激系膜细胞增生和基质增多，加速肾病进展。对难治性肾病患儿载脂蛋白 E（ApoE）基因多态性的研究，发现 ApoE 基因多态性可能在肾病患儿脂质代谢紊乱和肾小球硬化中起一定作用。

三、病理

PNS 可见于不同的病理类型。根据国际儿童肾脏病研究小组（1979 年）对 521 例儿童 NS 的临床分析，NS 类型包括最小病变（占76.4%）、局灶节段性肾小球硬化（占 6.9%）、膜增殖性肾小球肾炎（占7.5%）、单纯系膜增生（占2.3%）、增生性肾小球肾炎（占 2.3%）、局灶性肾小球硬化症（占 1.7%）、膜性肾病（占 1.5%）和其他疾病（占 1.4%）。由此可见，NS 患儿最重要的病理变化是轻度病理变化。最小病理型的主要病理变化如下：光镜下肾小球未见明显变化或仅有轻微变化，或者只有细微的变化。肾小球毛细血管基底膜正常。有时伴有系膜细胞和基质的轻度节段性增生。病程不短的患者通常表现出系膜细胞和基质细胞水平升高，其严重程度各不相同，甚至是肾小球硬化症患者。能看到明显的上皮细胞肿胀，病变非常小。由于蛋白尿的高可用性，大多数铸造蛋白能在肾小管中看到。肾小管上皮细胞从尿液中重新吸收蛋白质和脂质，可诱导肾小管上皮细胞发生少量透明质变性和脂肪变性。一般来说，肾小管都会有脂肪变性。对于持续时间较长的患者，可以看到局灶性肾小管萎缩和局灶性肾脏间质纤维化。电镜下可见肾小球内脏上皮细胞肿胀，细胞质内有空泡和吸收蛋白沉积。足迹广泛融合并扁平，可见假绒毛变性。没有沉积电子厚度物质。在荧光显微镜下，大多数肾小球中未释放免疫球蛋白或细胞外物质。有时在系膜和肾小球动脉中存在少量 IgM 沉积，也有 IgE 沉积的报道。

四、临床表现

（一）水肿

儿童的水肿程度各不相同，小腿有明显的凹陷水肿。水肿是由于重力的作用而变化的，在长时间的卧床或早上，眼睑、后脑勺和骶骨都有明显的水肿。运动后，下肢有明显水肿，严重时水肿影响全身，阴囊水肿，或胸腹痛，甚至心包积液。当出现高度水肿时，局部皮肤变亮，皮肤变薄，甚至出现白线（常见于腹部、臀部和大腿）。浆液腔中包含液体通常会导致压迫症状，如胸闷、呼吸急促或呼吸困难。水肿的程度与疾病的严重程度无关，但与低白蛋白血症有关系。微创疾病患者通常表现为高度水肿，下肢肌肉常见于膜性肾病和膜性增生性肾病,部分患病的人可能在几个月或 1~2 年内渐渐消失。水肿的程度通常与钠的摄入有关。伴有小便过少。

(二)蛋白尿

NS 患儿血尿可含有丰富的蛋白质,儿童超过 50 mg/(kg·d)。

(三)低蛋白血症与营养不良

蛋白质储量的长期下降会引发营养匮乏。患者表现为进食障碍症状,如头发稀少、干涩、头发干燥、皮肤灰白、肌肉无力等。当低蛋白血症明显时,血液中的其他蛋白质也会发生变化。分子量小、电荷类似于白蛋白的蛋白质减少,主要是由于尿液减少。血清白蛋白浓度低于 25 g/L 时出现低蛋白血症。

(四)高脂血症

原因是低蛋白血症,它导致肝脏中胆固醇、三酰甘油和磷脂的合成,并减少其分解代谢,血液渗透压降低,这也是高脂血症的主要原因。

(五)继发性感染

免疫反应、蛋白质含量少和摄入营养物质过少等基本因素是继发感染的隐藏原因。由于发病过程中,血液不能独立调节,免疫球蛋白在肾脏中分解代谢增加,以及尿液中免疫球蛋白的大量损失,进一步降低了身体抵抗感染的能力,此时更容易发生二次感染。原因主要包括呼吸道感染、尿路感染、皮肤感染、原发性腹膜炎、败血症、胃肠道感染、肺炎等。

(六)高凝状态

有些患者还在高凝状态,并有凝血的倾向。许多人认为,在长期免疫性肾炎中,血小板功能障碍会导致肾小球损伤,而血管内凝血会导致不可逆的肾小球过程损伤。高凝状态易促进血管内血栓形成和肾小球纤维蛋白沉积,从而损伤肾。在 NS 发生的过程中,如果发生肾静脉血栓形成,肾充盈增加,肾容量增加,肾功能继续下降,水肿和蛋白尿加重。

五、诊断

(一)尿常规

尿蛋白明显增多,尿蛋白定量诊断标准以国际小儿肾脏病研究组织

（ISKDC）以>40 mg/（h·m²）为准或>50 mg/（kg·d）为肾病范围蛋白尿者。由于儿童留取24 h尿困难,有测晨尿中尿蛋白（mg）/尿肌酐（mg）比值者,若比值>3.5时,诊断为肾病水平蛋白尿。

（二）检测血浆蛋白

肾病综合征患儿血清总蛋白显著下降,白蛋白显著下降,常低于25～30 g/L,有时低于10 g/L,白蛋白和球蛋白的比例颠倒;球蛋白 α_2、β 增加球蛋白和纤维蛋白原水平,γ-球蛋白降低;IgG和IgA水平降低,IgE和IgM有时升高;红细胞沉降率增快。

（三）查血清胆固醇

儿童的发病率通常很高,三酰甘油和磷脂等其他脂质也会增加。血清因脂类增高呈乳白色。

（四）肾功能检查

患儿一般正常。暂时性氮质血症发生于单纯性者尿量极少时。几例肾炎患者可能伴有氮质血症和低补体血症。

（五）常规做B超、X射线和心电图检查

一般来说,儿童第一次不必接受肾脏穿刺手术。有激素反应、频繁重复发作或激素反应的儿童,或者在病程中怀疑新月体肾炎的儿童,或者患有迟发性肾病的患者,应进行显微镜检查以确定病理类型。

六、鉴别诊断

（一）单纯性肾病与肾炎性肾病鉴别

单纯性肾病:临床以单纯性肾病多见。即具有NS的四大临床特点的患者,男性多于女性。肾炎性肾病:除具有四大症状外,同时有以下特点之一,高血压[学龄前小儿,血压高于16/10.7 kPa（120/80 mmHg）,学龄童高于17.3/12 kPa（130/90 mmHg）]、血尿（离心尿镜下检查红细胞高于10个/Hp）、氮质血症（BUN>10.7 mmol/L,>30 mg/dL）和持续低补体血症。见临床分类所述。

（二）常见的继发性肾病综合征

1.紫癜性肾炎 在3～20岁的继发性NS患者中,过敏性紫癜是最常见的病因。患者腹痛、大便带血等过敏性紫癜,血尿、蛋白尿、高血压、水肿等肾小球肾炎,患者有过敏性紫癜的条件。如果皮肤疼痛、腹痛、关节痛不明显,或血尿、蛋白尿、水肿发生较早,就容易被误诊为原发性 NS。在疾病的早期阶段血清 IgA 通常增加,病变的皮肤活检显示 IgA 沉积在毛细血管壁上。大多数肾活检显示进行性肾小球肾炎,免疫组化显示 IgA 沉积,新月形形成率较高。少数患者在下皮肤疼痛后几个月或更长时间内出现 NS 症状,所以应该仔细询问患者的既往史。

2. 狼疮性肾炎　狼疮性肾炎通常出现在中青年的女性中,其中 20% ~ 50% 有 NS 的临床表现。患者多伴有发热、皮疹、关节疼痛和面部蝶形红斑(诊断率较高)。抗核抗体、抗 dsDNA 抗体和抗 Sm 抗体阳性,血液中可发现狼疮细胞。血清蛋白电泳 α_2 和 γ 球蛋白增加,IgG 中免疫球蛋白表达普遍增加。皮肤红斑狼疮带试验结果良好。

3. 进行性系统性硬化症　通常与 NS 合并发病,患者一般会先出现雷诺体征,然后出现面部和指关节肿胀僵硬、皮肤角质变厚和无法顺利吞咽。血清 γ 球蛋白和 IgG 升高,抗核抗体、抗 Scl-70 抗体和 AcA 抗体阳性。

4. 韦格纳肉芽肿　它有 3 个主要特征,包括鼻子和鼻窦的坏死性炎症、肺炎和坏死性肾小球肾炎。这种疾病的发病始于鼻黏膜,然后是肺癌,最后是肾损伤。肾损害的临床表现为突发性肾小球肾炎或 NS。血清 γ 球蛋白、IgG 和 IgA 水平升高,血清抗中性粒细胞肥浆抗体阳性。

七、治疗

(一)一般治疗

1. 休息　患有原发性水肿、高蛋白尿或高血压的人应该卧床休息。疼痛减轻后,慢慢增加活动。患有肾病的学生应该被安排在学校之外。

2. 饮食　在水肿和严重高血压的情况下,应短时间限制水和钠的摄入,病情好转后不应延长限盐期。在活动期内,给予该病例 1 ~ 2 g/d 的盐。蛋白质消耗量为 1.5 ~ 2.0 g/(kg·d),与优质脂肪酸(如牛奶、鱼、鸡蛋、鸡肉、牛肉等)相比效果更好。在激素的应用过程中,应每天提供维生素 D 400 U 和必要的钙。

3. 利尿　对激素耐药或使用激素之前,水肿和少尿的人可以同时使用利尿药,但要注意进出水、体重变化和电解质问题。

4.对家属的教育 家长和孩子应该对肾脏疾病知识有很好的了解,并应介绍使用试纸检测尿蛋白的方法。

5.心理治疗 肾病患儿多具有内向、情绪不稳定性或神经质个性倾向,出现明显的焦急、抑郁、恐惧等心理障碍,应配合相应心理治疗。

（二）糖皮质激素治疗

1.原发性确诊病例诊断后建议早期选择泼尼松治疗

（1）短期治疗:泼尼松 2 mg/（kg·d）（以身高与体重作为依据,下同）,最高 60 mg/d,本组共服用 4 周。4 周后,无论效果如何,该药物在一夜之间转化为泼尼松 1.5 mg/kg,共 4 周,总疗程为 8 周,然后迅速停止。短期治疗经常重复。

（2）中长期治疗:可用于多种 NS 型。从 2 mg/（kg·d）泼尼松开始,最多 60 mg,分组服用。如果尿蛋白在 4 周内变化不佳,则应在阴性转诊后至少 2 周通过共培养减少剂量。然后,应在第二天早餐后口服 2 mg/kg,并持续 4 周。总剂量应每 2~4 周减少 2.5~5.0 mg,直至用药失败。疗程应达到 6 个月（平均疗程）。如果治疗开始后 4 周尿蛋白没有变差,则可以在尿蛋白变差后持续 2 周,通常在 8 周内。未来将改为早餐后每天服用 2 mg/kg,持续 4 周,然后每 2~4 周减少 1 次剂量,直到最终停止药物治疗。疗程为 9 个月（长期治疗）。

2.复发性和反应性肾病的替代性激素治疗

（1）调整激素治疗的量和疗程:对于激素治疗后或减量期间复发的病例,原则上应恢复到初级治疗或以前的治疗。或者,从隔日治疗转向日常护理,或者减缓激素使用量并延长治疗时间。同时,注意疾病检测或其他影响儿童激素治疗的因素。

（2）改变激素制剂:对于强的松治疗效果较差的患者,可以使用其他糖皮质激素制剂,如地塞米松、曲安奈德和 KenacortA。

（3）甲泼尼松龙冲击治疗:肾病患者需要谨慎使用,建议根据肾脏病理选择适应证。

3.激素治疗的不良反应 一直使用糖皮质激素会导致以下不良反应。①代谢异常,可导致明显疼痛、肌肉疼痛、伤口愈合缓慢、蛋白质含量低、高血糖、尿糖、钠潴留、高血压、钾丢失、高钙输出和骨质疏松。②消化性溃疡和精神病性唤起、满足、失眠甚至精神病发作;白内障、股骨头无菌性坏死、高凝和生长停滞也可能出现。③导致癌症的疾病或病灶。④肾上腺皮质功能障碍,停用后的戒断反应。

(三)免疫抑制剂治疗

主要用于 NS 复发频繁、激素抵抗、激素依赖或激素治疗有严重不良反应的患者。当每天使用低激素时,可以选择以下抗体。

1. 环磷酰胺   一般剂量为 2.0 ~ 2.5 mg/(kg·d),分 3 次口服,持续 8 ~ 12 周,总剂量不超过 200 mg/kg。或使用环磷酰胺脉冲疗法,剂量为 10 ~ 12 mg/(kg·d),在液体中加入 5% 葡萄糖氯化钠注射液 100 ~ 200 mL,持续 1 ~ 2 h,连续 2 d,用药物期间要每天多喝水,周期为每 2 周一次,累积量小于 150 mg/kg,不良反应包括白细胞减少、脱发、肝功能损害、出血性膀胱炎等。肺纤维化在某些情况下可能发生。最重要的是它对性腺的长期损害。有需要的人可以先摄入较少剂量、疗程不要太长和临时性药物,以避免在青春期前和青春期服用药物产生不利影响。

2. 其他免疫抑制剂   可根据病例需要选用,如苯丁酸氮芥、环孢素 A、硫唑嘌呤、木聚糖和雷公藤多苷片。

(四)抗凝及纤溶药物疗法

由于肾脏疾病中高凝和纤溶障碍的频繁发生,血栓形成是常见的,需要进一步的溶栓预防和治疗。

1. 肝素   1 mg/(kg·d),10% 葡萄糖注射液 50 ~ 100 mL 静脉滴注,每日 1 次,疗程 2 ~ 4 周。也可以使用低分子量肝素。病情好转后,改用口服补液。

2. 尿激酶   它可以指导纤溶酶溶解血栓。一般剂量为 30 000 ~ 60 000 U/d 加 100 ~ 200 mL 10% 葡萄糖注射液,治疗 1 ~ 2 周。

3. 口服抗凝药   双嘧达莫,5 ~ 10 mg/(kg·d),餐后 3 次,治疗 6 个月。

(五)免疫调节剂的应用

常作为激素辅助治疗,适用于经常感染、复发或激素依赖的患者。每天服用高达 2.5 mg/kg 的左旋咪唑,持续 6 个月。常见的副作用包括腹部不适、感冒样症状、皮疹和中性粒细胞减少症,这些症状在停药后会复发。

第三节　尿路感染

尿路感染(urinarytract infection,UTI)指的是尿液中混入细菌,这些细菌和微生物在尿液中不断生长,并侵入尿液或组织,造成严重损伤。根据病原体侵袭的部位,主要分为肾盂肾炎、膀胱炎和尿道炎等。由于儿童时期的一些感染部位不同,罕见且难以临床诊断,因此常被称为未分化的尿路感染。UTI 患者可分为尿路感染症状、无症状感染。

一、发病原因

所有致病菌都能引起尿路感染,但它们主要是革兰氏阴性菌,如大肠埃希菌、副大肠埃希菌、变形杆菌、克雷伯菌、铜绿假单胞菌,还有一些是肠球菌和葡萄球菌。大肠埃希菌是 UTI 中最常见的致病菌,占 60%~80%。首次感染尿路感染的婴儿、所有年龄组的女孩和 1 岁以下的男孩病原体主要来自大肠埃希菌,而对于 1 岁以上的男孩来说,最重要的病原体是变形杆菌。10~16 岁的女孩也有金黄色葡萄球菌感染的可能;克雷伯菌和肠球菌更常见于刚出生的婴儿尿路感染。

不管是成年人还是幼儿,尿路感染在女性中比在男性中更多见,但在刚出生的婴儿或幼儿中,男性的尿路发病率高于女性。无症状菌尿也是儿童尿路感染的重要构成部分。它存在于所有年龄和性别的儿童中,甚至是3个月以下的婴儿,但学龄期女孩的比例更高。

二、发病机制

细菌引起的 UTI 发病机制复杂,其发生是由个体与致病性相互作用引起。

(一)感染途径

1.血液病感染　经证实,通过血液侵入尿液的致病菌主要是金黄色葡萄球菌。

2.细菌增多　病原菌通过尿口增多,进入膀胱并引起膀胱炎。膀胱中的致病菌从尿路迁移到肾脏,引起肾盂肾炎,这是尿路感染的主要途径。引起这种疾病的主要病原体是大肠埃希菌,其次是变形杆菌或其他肠杆菌科。膀胱输尿管反流(vesicoureteral reflux,VUR)在大多数情况下,疾病的直接途径是发展。

3. 淋巴感染和直接感染　肠道和盆腔疾病可从淋巴神经感染肾脏,肾脏周围器官和组织的感染也可直接感染。

(二)个体因素

(1)婴儿的尿道长度和曲率、管壁肌肉和肌腱较差,蠕动强度较差,容易扩张或肿胀扭曲,导致并发症,并容易因尿潴留或尿潴留不佳而导致感染。

(2)尿道细菌和尿液特征的变化为病原菌的侵袭和复发创造了条件。

(3)细菌与尿液上皮细胞的黏附是细菌在尿液中发育的先决条件,从而导致尿路感染。

(4)患者一旦发生了尿路感染,分泌型 IgA 的产生就会出现问题,这会降低尿液中 sIgA 的含量,并增加患尿路感染的风险。

(5)先天性或感染性尿路变形会增加尿路感染的风险。

(6)刚出生的新生儿和婴儿由于免疫能力差而容易发生尿路感染。儿童在使用纸尿裤时,尿口经常被细菌感染,局部抵抗能力差,容易导致疾病上升。

(7)患有糖尿病、高钙血症、高血压、慢性肾脏疾病、贫血以及使用糖皮质激素或长期抗生素的儿童,尿路感染的发病率可能会增加。

(三)细菌毒力

除了上述病例的结果外,传染病的毒力是决定儿童是否发生尿路感染的最重要因素,这些儿童的尿液没有异常。

三、临床表现

(一)急性 UTI 的临床症状

患者年龄组间差异有统计学意义。

1. 新生儿　临床症状非常不典型,主要是身体症状,如发热或体温低、面色苍白、母乳喂养不良、呕吐、腹泻等。许多儿童发育迟缓,体重增加缓慢或没有增加,面色苍白。一些儿童可能有神经系统症状,如睡眠、易怒和癫痫发作。新生儿尿路感染常伴有败血症,但其局部泌尿系统症状往往不明显,30%的感染儿童的血液和尿液中诊断出的致病菌相似。

2.婴幼儿 这一时期的孩子尿路感染通常不会表现出明显的症状,通常只表现出发热。另外,不吃东西、呕吐和腹泻等情况更为多见。有时也会出现苍白和神经系统症状,如精神疲劳、嗜睡、易怒,甚至抵抗力。局部排尿的刺激性症状可能不明显,但仔细检查可能表明排尿时不安的哭泣、尿布气味和顽固的僵硬。

3.学龄期儿童 体温升高、寒战和胃痛等症状在全身很常见,通常表现有背部疼痛、肾脏问题以及肋骨和脊部疼痛。同时,输尿管梗阻的症状变得明显,孩子会经常尿急、尿痛、尿浑浊,偶尔还会出现血尿。

（二）慢性 UTI

它指的是长期或反复患病并持续 1 年以上的人。常伴有血流量不足、体重减轻、生长迟缓、高血压或肾衰竭。

（三）无症状性菌尿

在尿检中,健康的儿童可能被发现有阳性细菌,但没有尿路感染的症状。这种现象可以在许多年龄组和许多儿童中看到,尤其是学龄女孩。患有无症状疾病的儿童通常有尿失禁病史和之前的尿失禁症状。大多数病原体是大肠埃希菌。

四、诊断

年龄大的婴儿尿路感染的诊断与成人相似,有明显的尿失禁症状,这通常是寻找治疗的重要并发症。如果与临床试验相结合,将立即进行检查。然而,对于婴幼儿,尤其是新生儿来说,由于没有明显症状或没有尿失禁,系统性疾病通常具有更高的价值,这很容易导致没有临床表现。因此,不了解病因的发热儿童在接受抗逆转录病毒药物治疗前,应多做尿检,加强尿检、血液检测和药物检测;可对有明确菌尿的患者制定诊断标准,如中路尿水平纯化培养物中细菌计数 $\geq 10^5/mL$ 或细菌计数 $\geq 10^3/mL$ 的患者,或耻骨上膀胱穿刺尿阳性培养物中生长细菌的患者。

（一）尿常规检查

如果纯净的二次尿液离心沉淀中白细胞计数 10 个以上,便可高度怀疑是尿路感染。还经常会伴随尿中带血。肾盂肾炎患者的蛋白尿、白细胞管型尿和晨尿的平衡和渗透压下降。

（二）1 小时尿白细胞排泄率测定

白细胞计数 $>30\times10^4/h$ 为阳性，需怀疑为尿路感染；$<20\times10^4/h$ 为阴性，可确定不是尿路感染。

（三）尿培养细菌学检查

泌尿系和肠道疾病的临床表现是诊断尿路感染的重要标准。通常来说，在尿液培养基中可以检测到 $\geq10^5/mL$ 的细菌计数。$10^4\sim10^5/mL$ 为异常，而小于 $10^4/mL$ 为污染。然而，评估结果的重要性应该与儿童性别、无症状、细菌种类和生殖系统情况一起很好地理解。由于粪链球菌链中有 32 种菌株，通常认为结肠计数为 $10^3/mL$ 和 $10^4/mL$ 就足以进行诊断。从耻骨上膀胱获得的尿液培养是一种重要的诊断方法，只要能检测到病原体。对于患有尿路感染的女孩，如果尿液中有许多白细胞，如果中心尿路细菌培养量 $\geq10^2/mL$，并且病原菌是大肠埃希菌或腐虫球菌，也可以检测出 UTI。如果 UTI 在临床上被认为是高度敏感的，并且尿路疾病是阴性的，则应筛查 L 型细菌和厌氧细菌。

（四）尿液直接涂片法找细菌

若在油镜下随处可见细菌，则表明尿液中的细菌数量已超过 $10^5/mL$。

（五）亚硝酸盐试纸条试验（Griess 试验）

大肠埃希菌和副大肠埃希菌能够改变尿液中硝酸盐的化学结构，产生亚硝酸盐，而亚硝酸盐与试剂反应生成重氮磺酸红。

五、鉴别诊断

尿路感染应与肾小球肾炎、肾病综合征和尿道综合征区分开来。尿道综合征的临床表现是尿路症状，如频繁尿失禁、突发性尿失禁、尿失禁和排尿困难，但没有全身生长或无效的中心尿路感染。

六、治疗

治疗的目的在于控制病情，消除痛苦，减少并发展，预防再次发生。

（一）一般处理

（1）在严重疾病期间,有必要在床上休息,并鼓励儿童多喝水以增加尿量。女孩需要注意外生殖器的卫生和环境卫生。

（2）引导儿童进食,补充足够的热量、优质蛋白质和所需维生素,以改善他们的健康。

（3）临床症状:对于发热、头痛和背痛的儿童,应给予抗精神病药物麻醉以缓解症状。对于那些有明显尿路感染症状的人,可以用阿托品和山莨菪碱等抗胆碱能药物治疗,或者口服碳酸氢钠碱化尿液。治疗尿路感染症状。

（二）抗菌药物治疗

1. 选用抗生素的原则

（1）感染部位:肾盂肾炎应选择血压高的药物,膀胱炎应选择尿潴留高的药物。

（2）感染方法:对于感染,磺胺类药物治疗效果较好。在出现发热或输血等症状时,通常单独或联合使用青霉素、氨基糖苷类或头孢菌素。

（3）根据尿液培养和筛选的准确性,结合临床疗效选择抗生素。

（4）药物应集中在肾脏、尿液和血液中。

（5）抗菌能力强,抗菌谱广。最好使用强力杀菌剂,不易引起细菌对西方物种产生耐药性。

（6）对肾功能损害较低的药物。

2. 症状性 UTI 的治疗　对于单纯性尿路感染,尿路培养后,首选复方磺胺二唑 – 异噁唑（SMZCo）进行一级治疗。按 SMZ 50 mg/（kg · d）、TMP 10 mg/（g · d）计算,口服 2 次,疗程 7 ~ 10 d。或选用呋喃妥因（Nitrofurantoin）8 ~ 10 mg/（kg · d）,口服 3 ~ 4 次,疗程 7 ~ 10 d。在获得尿液细菌培养结果后,将选择抗生素进行临床评估。

对于患有尿路感染或尿失禁的儿童,通常在尿液培养后选择 2 种抗生素。婴幼儿用氨苄青霉素 75 ~ 100 mg/（kg · d）或阿莫西林（Amoxycillin）复方制剂静脉滴注;1 年后儿童分别给予氨苄青霉素 100 ~ 200 mg/（kg · d）分 3 次静脉滴注或头孢噻肟钠 50 ~ 100 mg/（kg · d）分 3 次滴注,也可用头孢曲松钠（Sodium Ceftriaxone）50 ~ 75 mg/（kg · d）,缓慢注射。疗程 10 ~ 14 d。初次治疗后,应连续输送尿液培养菌 3 d。如果 24 h 后尿液培养发生严重变化,则表明该药物有效。否则,应根据尿液培养筛选试验的结果对药物进行治疗。停药 1 周后,再次进行尿液培养。

3.无症状菌尿的治疗　单纯无症状疾病通常不需要治疗。然而,如果有尿失禁、膀胱输尿管返流或其他尿路感染的组合,或者如果病毒感染之前在肾脏上有瘢痕的患者,则应积极使用处方抗生素进行治疗。疗程为 7 ~ 14 d,随后使用温和的抗生素进行预防,直至尿失禁被纠正。

（三）积极矫治尿路畸形

大约 1/2 的尿路感染儿童可能有各种副作用,尤其是慢性或慢性尿路感染患者。其中 VUR 最常见,其次为尿路感染和膀胱憩室。一旦确认,需要立即更正。否则,尿路感染很难管理。

（四）UTI 的局部治疗

它通常通过膀胱内输注液体药物来治疗,主要用于对身体给药没有反应的难治性膀胱炎患者。输液可根据病原菌的特性或耐药性分析结果进行选择。

第七章 案例分析

案例一 急性支气管炎

一、病例介绍

患儿,男,6个月,主因发热、咳嗽3d入院。

1. 现病史 患儿3d前无明显诱因出现发热,体温38.0~39.5℃,无寒战、抽搐,伴有咳嗽、咳痰,1d来咳嗽频繁,无喘息及呼吸困难。自发病以来,吃奶差,睡眠差,大小便正常。

2. 既往史 既往体健。

3. 入院查体 T 38.5℃,P 122次/min,R 28次/min。神清,精神可,呼吸平稳,全身皮肤、黏膜无黄染、皮疹、出血点;浅表淋巴结未触及肿大,无鼻翼扇动,咽充血,口唇无发绀,两肺呼吸音粗,可闻及少量痰鸣音,心率122次/min,心音有力,未闻及病理性杂音;腹平软,肝脾未触及,肠鸣音存在;双下肢无水肿。

4. 辅助检查 血常规示 WBC $13.4×10^9$/L,GR 70.2%,Hb 128 g/L,PLT $126×10^9$/L。二便正常,肝功能、心肌酶、电解质正常,X射线胸片示两肺纹理增粗。

二、诊断治疗过程

(一)病例特点

1. 年龄特点 患儿,男,6个月。

2. 症状特点 以中等度发热、咳嗽、咳痰为主要症状,随病程进展咳嗽加剧,痰液不易咳出。

3.体征特点　呼吸平稳,咽充血,两肺呼吸音粗,可闻及少量痰鸣音。

4.辅助检查特点　①白细胞增高。②X射线胸片示两肺纹理增粗。

(二)诊断过程

该病是一种儿童呼吸道疾病。它在婴儿中很常见,并且通常继发于上呼吸道感染或明显的传染病,以咳嗽为主要症状,常伴有发热、呕吐及腹泻等,婴幼儿症状较重,肺部听诊可无异常或散在不固定的干啰音、痰鸣音,X射线胸片正常或两肺纹理增粗,血常规白细胞正常或增高,根据以上可做出明确诊断。本例患儿以发热、咳嗽、咳痰为主要症状,肺部听诊两肺呼吸音粗,可闻及痰鸣音,结合血象、X射线胸片,诊断急性支气管炎明确。

(三)鉴别诊断

1.流行性感冒　起病急骤,发热较高,全身中毒症状明显,呼吸道局部症状较轻。

2.上呼吸道感染　鼻咽部症状明显,咳嗽轻微,干咳肺部无异常体征,胸部X射线检查正常。

3.其他　肺部疾病如肺炎、肺结核、麻疹、百日咳等多种疾病,可表现类似的咳嗽、咳痰,经详细检查以资鉴别。

(四)治疗

1.一般治疗　多饮水,多休息,清淡饮食。

2.控制感染　静脉滴注青霉素类或头孢菌素类抗生素。

3.对症治疗　静脉滴注盐酸氨溴索化痰,口服止咳糖浆止咳化痰。监测体温变化,必要时给予退热药物。

共治疗6 d,无发热、咳嗽,查体无异常,复查血常规无异常,痊愈出院。

三、临床讨论与分析

急性支气管炎是由各种病毒、细菌、肺炎支原体感染或混合感染引起的支气管黏膜炎症,临床主要症状为咳嗽、咳痰,免疫力低下、特殊体质调节、营养不良和支气管局部异常是该病的危险因素。

(一)病因

病原体是病毒、支原体或细菌,或者为其混合感染。病毒感染中,以流感、腺病毒、3 型副流感病毒、一般呼吸道疾病和肺炎支原体是罕见的,常见的细菌是肺炎链球球菌、β 溶血性链球菌 A 组、葡萄球菌及流感嗜血杆菌,有时为百日咳杆菌、沙门菌属。空气污染、空气污浊,经常接触有毒气体亦可刺激支气管黏膜引起炎症。

（二）临床表现

1.症状　发病多先有上呼吸道感染的症状,也可忽然出现频繁而较深的干咳,以后渐有支气管分泌物,症状轻者无明显病容,重者发热,38 ～ 39 ℃,偶尔达 40 ℃,多 2 ～ 3 d 退热,影响睡眠、食欲,甚至发生呕吐、腹泻、腹痛等消化道症状,咳嗽一般持续 7 ～ 10 d,有时迁延 2 ～ 3 个月或反复发作。

2.体征　呼吸音正常,也可以在两肺听到干、湿啰音,用力咳嗽或咳痰后,啰音的性质与部位可改变或消失。白细胞正常或增高,胸部 X 射线检查两肺纹理增粗、紊乱。

（三）治疗

治疗原则:注意休息和护理,发热期宜给流食或软食,多饮水;吃奶婴儿应少量多次喂奶,室温宜恒定,保持一定湿度。

1.控制感染　如发热、脓性痰或重症咳嗽,血象高,痰培养有细菌生长,为应用抗生素指征,如青霉素、头孢菌素等。支原体感染时选用大环内酯类药物。

2.化痰　为促进痰液的吸收,应避免使用异丙嗪或含有阿片类、可待因等成分的疫苗,以抑制分泌物的污染。当出现支气管痉挛和憋气时,应给予支气管扩张药,尤其肾上腺皮质激素治疗效果最为显著。

◀◀ 案例二　毛细支气管炎

一、病例介绍

患儿,女,8 个月,主因咳嗽、喘息 10 d 入院。

1.现病史　患儿 10 d 前无明显诱因出现咳嗽、咳痰,伴有喘息,晨起及哭闹后明显,无发热,2 d 来咳嗽、喘息加重,出现呼吸发憋,烦躁、哭闹。自发病以来,吃奶差,睡眠差,大小便正常。

2. 既往史 既往体健。

3. 入院查体 T 37.2 ℃,P 152 次/min,R 36 次/min。烦躁、哭闹,精神差,呼吸急促,全身皮肤、黏膜无黄染、皮疹、出血点;浅表淋巴结未触及肿大,可见鼻翼扇动,三凹征阳性,咽充血,口唇无发绀,两肺呼吸音粗,可闻及广泛喘鸣音及中小水泡音,心率 152 次/min,心音有力,未闻及病理性杂音;腹平软,肝脾未触及,肠鸣音存在;双下肢无水肿。

4. 辅助检查 血常规示 WBC $5.4×10^9$/L,GR 48.2%,Hb 108 g/L,PLT $321×10^9$ g/L,二便正常,肝功能、心肌酶稍高、电解质正常,X 射线胸片示两肺纹理增粗。

二、诊断治疗过程

(一)病例特点

1. 年龄特点 患儿,女,8 个月。

2. 症状特点 以咳嗽、咳痰伴有喘息为主要症状,随病程进展咳嗽、喘息加重,出现烦躁、哭闹、呼吸困难。

3. 体征特点 呼吸急促、困难,鼻翼扇动、三凹征阳性,两肺呼吸音粗,可闻及广泛喘鸣音及中小水泡音。

4. 辅助检查特点 ①白细胞不高。②X 射线胸片示两肺纹理增粗。

(二)诊断过程

毛细支气管炎是婴儿的下呼吸道感染。仅在 2 岁以下的婴儿中发现,其中大多数是 1~6 个月大的婴儿,常在上呼吸道感染以后 2~3 d 出现持续性咳嗽、喘息和发作性呼吸困难,咳嗽与喘憋同时发生为本病的特点,喘憋发作时呼吸快而浅,常伴有呼气性喘鸣,有明显鼻翼扇动、三凹征,肺部听诊有细湿啰音或中湿啰音,喘鸣音往往很明显,X 射线胸片正常或两肺纹理增粗、肺气肿征象,血常规白细胞正常或增高,根据以上可做出明确诊断。本例患儿以咳嗽、咳痰伴有喘息为主要症状,进而出现呼吸发憋、烦躁、哭闹,结合查体精神差、呼吸急促、鼻翼扇动、三凹征,肺部听诊广泛喘鸣音及中小水泡音,结合血象、X 射线胸片,诊断毛细支气管炎明确。

(三)鉴别诊断

1. 婴儿哮喘 第一次感染新生儿哮喘,多为毛细支气管炎,如有反复多次喘息发作,亲属有变态反应史,则婴幼儿患哮喘的可能性较大。

2.粟粒型肺结核　有时表现为阵发性喘息,但通常听不到啰音。Mantoux 有其他肺结核症状,检测到阳性和胸部 X 射线胸片,有助于结核病的诊断。

3.其他　百日咳、充血性心力衰竭、心内膜弹力纤维增生症等,也可发生喘憋,有时也需鉴别。

（四）治疗

1.一般治疗　多饮水,休息,增加空气湿度,吸氧改善缺氧,加压泵雾化、吸痰通畅呼吸道。

2.控制感染　考虑患儿病程较长,不除外继发细菌感染,给予静脉滴注头孢哌酮舒巴坦抗感染。利巴韦林雾化吸入抗病毒治疗。

3.对症治疗　雾化吸入布地奈德、沙丁胺醇、异丙托溴铵以抗炎、解痉平喘,静脉滴注氢化可的松琥珀酸钠 5 mg/(kg·次),2 次/d,连用 3 ~ 5 d,以抗炎平喘,静脉滴注氨溴索化痰等。病情逐渐好转,共治疗 10 d,痊愈出院。

三、临床讨论与分析

毛细支气管炎多发生于 2 岁以下婴幼儿,发病高峰年龄为 2 ~ 6 月龄,北方好发于冬、春季节,发病与该年龄肺部的身体特征有关。因为管腔小容易受到分泌物条件的影响,水肿和肌肉萎缩,并可导致肺气肿或肺不张。

（一）病因

它可能由不同的病原体引起。呼吸道合胞病毒（RSV）是最常见的疾病。此外,副流感病毒、腺病毒、流感病毒和鼻病毒可引起肺炎,有些肺炎是由肺炎支原体引起。

（二）病理变化

病变主要表现为直径 75 ~ 300 μm 的毛细血管内,支气管周围黏液增多、细胞损伤、纤维素堵塞、上皮细胞坏死、淋巴细胞浸润。炎症可波及肺泡、肺泡壁及肺间质。肺不张、肺气肿较明显。

（三）诊断要点

（1）本病仅发生于 2 岁以内小儿,2 ~ 6 月龄的婴儿最多见。

（2）临床症状主要表现为持续性干咳、喘憋和阵发性呼气性呼吸困难，在严重的情况下，还可能出现呼吸暂停、面色苍白、烦躁不安和嘴唇发绀等症状，无发热或低中度发热，高热少见，全身中毒症状较轻。严重者后期可出现呼吸衰竭、心力衰竭。

（3）体检可见患儿鼻翼扇动，三凹征阳性，呼吸浅快频率在 60 ~ 80 次/min，严重者甚至达 100 次/min，肺部叩诊呈过轻音，听诊呼吸音可减弱，呼气相延长伴喘鸣，喘憋缓解期可闻及中、细湿啰音；心率加快，肝、脾因肺气肿的推动常在肋下可触及。

（4）因喘憋、下呼吸道梗阻，血气分析示 PaO_2 降低，$PaCO_2$ 升高，SaO_2 降低。

（5）X 射线胸片示肺纹理增多，支气管周围炎，斑片状阴影，呈现不同程度的肺气肿和肺不张。

（6）早期血中 RSV-IgM 抗体可呈阳性，或直接在鼻咽等处的分泌物中检测到 RSV 的抗原。

（7）本病诊断时需与婴幼儿哮喘、粟粒型肺结核、异物吸入等疾病相鉴别。

（四）治疗

治疗原则：采取综合措施，加强护理及营养，积极抗感染治疗，控制喘憋，改善肺功能，防治并发症。

1.一般治疗　多饮水，加强营养，注意室内空气的流通，经常变换体位或拍背促进气道分泌物的排出，保持呼吸道畅通。

2.氧疗　因毛细支气管炎患儿均存在低氧血症，故氧疗在治疗中起重要作用。具体给氧方式可有多种，如鼻前庭导管给氧、面罩给氧等，给氧时应注意监测血氧饱和度，及时调整供养方式，使其维持在94% ~ 96%。

3.抗病毒治疗　毛细支气管炎多由病毒感染所致，故常需抗病毒治疗。三唑核苷可以是流体或可吸收的雾化物质；肌内注射干扰素也可以测试，但其疗效尚不清楚。大环内酯类抗生素可用于怀疑有支原体感染的人，适当的抗生素可用于感染者。

4.控制喘憋　异丙嗪和氯丙嗪可肌内注射或口服各 1 mg/（kg·次），具有平喘、镇咳、镇静作用。氨茶碱也可以口服、静脉注射或保留灌肠使用。

在严重的情况下，也可以使用沙丁胺醇（文托林）的气雾剂吸入。糖皮质激素可用于严重哮喘患者或其他治疗无法控制的患者,通常为琥珀酸氢化可的松 5 ~ 10 mg/(kg·d)或甲基强的松龙 1 ~ 2 mg/(kg·d),数小时内静脉滴注。另有报道,雾化吸入呋塞米每次 0.5 mg/kg、硫酸镁每次 25 mg/kg、利多卡因每次 2 mg/kg,或普鲁卡因每次 5 mg/kg 静脉滴注也有较好的平喘作用,可试用。

◀◀ 案例三　肠套叠

一、病例介绍

患儿,男,主因哭闹不安,伴呕吐、便血 1 d 入院。

1. 现病史　患儿于 1 d 前无明显诱因出现哭闹不安,伴呕吐,呈非喷射性,呕吐物为胃内容,吐后仍烦躁、哭闹,排果酱样血便 1 次,无发热。自发病以来,精神欠佳、食欲差,尿量偏少。

2. 既往史　既往体健。

3. 入院查体　T 36.6 ℃,P 130 次/min,R 23 次/min。神志清楚,精神差,全身皮肤黏膜无黄染、皮疹及出血点,浅表淋巴结未触及肿大;前囟平坦,张力不高;两肺呼吸音清,未闻及干、湿啰音;心率 130 次/min,律齐,心音有力,未闻及杂音;腹部平坦,无胃肠型及蠕动波,触软,右上腹可触及一肿块,右上腹及脐周压痛,肝、脾未触及,肠鸣音正常存在。直肠指诊:肛门无触痛,直肠壁软,退出指套有血迹。四肢及神经系统未见异常。

4. 辅助检查　血常规示 WBC 13.2×10^9/L,L 22.4%,N 57.6%,Hb 104 g/L,PLT 346×10^9/L。便常规,隐血+++。尿常规未见异常。电解质:钾 3.51 mmol/L,钠 132.5 mmol/L,氯 100.9 mmol/L,钙 2.43 mmol/L,二氧化碳 21.3 mmol/L。立位腹平片未见异常。低压气钡双重灌肠,于横结肠中段近脊柱处气钡受阻,呈"杯口样"。

二、诊断治疗过程

(一)病例特点

1. 症状特点　以哭闹不安、呕吐、排果酱样血便为主要症状。

2.体征特点　腹部平坦,无胃肠型及蠕动波,触软,右上腹可触及一肿块,右上腹及脐周压痛,肠鸣音正常存在,直肠指诊:肛门无触痛,直肠壁软,退出指套有血迹。

3.辅助检查特点　①便常规:隐血+++。②低压气钡双重灌肠:于横结肠中段近脊柱处气钡受阻,呈"杯口样"。

（二）诊断过程

腹痛的常见临床表现为腹痛或烦躁不安、呕吐、淤血和肿块。体格检查可能会触及胃部,直肠指检显示手套沾染带血大便,并有精细的隐血样本。空气灌肠检查显示大肠气柱前部有锥形或螺旋形影,混合钡灌肠有清晰影,根据以上可明确诊断为"肠套叠"。本例患儿以哭闹不安、呕吐、排果酱样血便为主要症状,查体:右上腹可触及一肿块,右上腹及脐周压痛;直肠指诊:肛门无触痛,直肠壁软,退出指套有血迹;便常规:隐血+++;低压气钡双重灌肠:于横结肠中段近脊柱处气钡受阻,呈"杯口样"。这些特点均与"肠套叠"的特点相符,故初步诊断为"肠套叠"。

（三）鉴别诊断

1.急性出血性坏死性肠炎　以3～9岁儿童多见,有饮食不当史、食物过敏史、肠道寄生虫感染史,表现为突发性腹部绞痛、呕吐、腹泻、血便及发热,腹泻由水样便或黏液便迅速变为血水样或红色果酱样便,伴全身感染中毒症状,体检常有不同程度腹胀、压痛不固定,化验血常规白细胞增高,腹部X射线平片示肠袢轻至中度充气扩张,可见液平面,肠间隙增宽。

2.细菌性痢疾　起病急,有腹痛、腹泻,并伴高热,可伴全身中毒症状,但大便以脓血为著,伴里急后重,粪便培养有痢疾杆菌生长,可确诊。

3.过敏性紫癜　多有皮肤紫癜,也可以腹痛、血便为主要表现,体检腹部无肿块,气、钡灌肠无杯口征,但过敏性紫癜可因肠痉挛及血肿诱发肠套叠,需警惕。

（四）治疗

患儿于透视下行气钡双重造影未见套叠肠管回复,患儿哭闹,肛门排出多量气体,遂终止灌肠操作,行手术治疗。

三、临床讨论与分析

肠套叠是小儿常见的腹部急症之一,是指某段肠管凹陷入其远端的肠管中,常见于 3 个月至 6 岁的儿童,约 80% 病例发生在 1 岁以内。

（一）病因

常见的为 6～12 月龄婴儿的肠套叠,一般无明显原因,因而称为自发性肠套叠。6～12 个月通常是婴儿断奶和改变饮食的年龄。有人认为,随着食物的变化,肠道中的细菌也会发生变化,这很容易引起黏膜下派尔贴片的疼痛和肿胀,从而产生某种感觉。高敏感度的婴儿和儿童通常在回肠远端 50 cm 处发生肠套叠,那里的派尔贴片往往是斑片状的,占主导地位。

（二）病理变化

肠套叠一半是近端肠管套入远端肠管,肠套叠的外管部分称为鞘部,进到里面的部分称为套入部,共 3 层肠壁。套入部进入鞘部后,肠腔发生梗阻,肠系膜血管受压,在第一阶段,血管堵塞,组织堵塞肿胀,血管插入肠壁破裂出血,与肠黏膜混合形成糊状外观。肠壁水肿持续增长,血管变快,插入处的血液供应停止,导致坏死。然而,由于高度扩张和长时间痉挛,鞘管的肠壁可发生局灶性灰白色动脉缺血性坏死。

（三）临床表现

常见的症状是突然腹痛,通常伴有呕吐。这孩子坐立不安,双腿卷曲。发作性疼痛后,孩子可能会感到疲倦、脸色苍白或出汗。此外,开始后几个小时,会出现红色果酱状的粪便,胃部可以感觉到香肠状的肿瘤;有时在肛门检查时,手套上也可以看到鲜血。临床症状以呕吐最常见（83%）,其次是血便（75%）,这包括了果酱样血便、肛诊及大便隐血试验阳性者,腹痛或烦躁不安（73%）,腹部肿块（50%）。

（四）治疗

现行的治疗方式,包含灌肠（又分 3 种:钡剂灌肠,生理盐水灌肠,气体灌肠）或手术治疗（徒手复位或切除坏死肠管）。一般来说,如果肠套叠症状在 48 h 内出现,可以预先灌肠治疗;如果没有中毒的临床症状,如脱水、疲劳、休克和腹膜炎（如腹胀、弥漫压痛、反跳痛等）,尽管疾病持续时间很长,灌肠剂还是可以预先测试的。如果胃肠道出血不好,因为可能会发生坏死,不建议灌肠,应直接通过手术治疗,以防止胃肠道出血并引起严重并发症。

1.非手术治疗

（1）钡餐灌肠：在北美洲仍为肠套叠的标准治疗方式，但禁止用在以下情况。①肠穿孔。②腹膜炎。③肠梗阻过久。成功率75%～80%。优点是可作为诊断兼治疗。缺点是需暴露在放射线中。

（2）生理盐水灌肠：方式与灌肠相似，只是钡剂换成生理盐水。所需时间约数分钟至1 h，所需之压力为6.67～12.0 kPa（50～90 mmHg），也可高达16.5 kPa（124 mmHg），所需水量为300～720 mL。成功率达85%～95%。有许多优点，诸如：①无放射线暴露之虞。②可全程动态追踪观察。③若有肠穿孔，腹腔中就可见腹水，可立即侦测出来。④可就近监测患者生命体征，减少危险。而其唯一之缺点是需要有经验的人来操作。是目前最具有发展前景的治疗方式，可能取代钡剂灌肠，以减少放射性危害。

（3）气体灌肠：将空气灌入肠管，在放射线下监测肠管变化。所需压力为10.7～16.0 kPa（80～120 mmHg），所需时间约3 min，成功率约79.6%。其优点是：①便宜，无须特殊仪器。②不会造成治疗床一片混乱或淹水。③耗时短（因气体会填充任何空间，而液体则会沉积于低位）。④造成肠穿孔时，较不会造成粪便外泄至腹腔，因此较不会造成腹膜炎，相对可减少术后并发症。而其缺点是：①有小肠梗阻时不能用。②无法显示导引点，而无法找出真正病因，故只能治标。③可能产生压力性气腹，有生命危险，需紧急做穿刺抽出气体，以免危及生命安全。④仍需暴露在少量放射线中。

2.手术治疗　指征：①发病超过48 h或全身情况不良，有高热脱水，精神萎靡不振及休克等中毒症状。②腹胀明显，在透视下肠腔内有多个巨大液平面，腹部压痛肌紧张疑有肠坏死。③复发3次以上，或疑有器质性病变。④疑为小肠套叠。⑤气灌肠未能复位且有复套征象。

◀◀ 案例四　病毒性脑炎

一、病例介绍

患儿，女，10岁，主因发热4 d，抽搐2次入院。

1.现病史　患儿4 d前因受凉出现发热，热型不规则，体温在38～

40 ℃,伴有流涕、咽痛,在家口服"阿莫西林、双黄连",无好转,2 h前患儿诉头痛,为双太阳穴处痛,无呕吐,当时测体温38.2 ℃,1 h前突然发作,特征是眼睛上吊,吐出白色泡沫状物质,唇色发紫,对呼唤没有反应。四肢僵硬颤抖,持续5 min,通过按压人中而使其得到缓解,抽后嗜睡,急送当地医院就诊,于就诊时再次抽搐,表现同前。持续约15 min,经用地西泮静脉注射后抽搐缓解,为进一步诊治转至其他医院。自发病以来,食欲欠佳,二便正常。

2.既往史　既往体健,无抽搐发作及热性惊厥史。

3.出生史、生长和发育史　无异常。生长和发育同正常同龄儿。

4.预防接种史　全程按计划预防接种,病前半年无预防接种。

5.家族史　否认遗传性及传染性疾病,家中无癫痫患者。

6.入院查体　T 38.4 ℃,R 26 次/min,P 104 次/min,BP 16.0/10.7 kPa(120/80 mmHg),神志清楚,嗜睡状态,颈无抵抗,双侧瞳孔正大等圆,呼吸平稳,全身皮肤未见皮疹、出血点,咽充血,心肺正常,腹软。腹壁反射存在,双膝腱反射存在,双巴宾斯基征可疑阳性,布鲁津斯基征、克尼格征阴性。

(7)辅助检查:血常规:白细胞 8.8×10^9/L,中性粒细胞52%,淋巴细胞45%,血红蛋白134 g/L,血小板 352×10^9/L;C-反应蛋白8 mg/L;电解质肝功能肾功能均正常。脑电图:全导可见阵发高幅慢波。脑脊液生化常规均正常。头颅CT未见异常。胸片心肺膈未见异常。

二、诊断治疗过程

(一)病例特点

1.病史特点　急性起病,病程短,既往无抽搐病史。

2.症状特点　发热、流涕、咽痛伴抽搐,抽时表现为全身性大发作。

3.体征特点　精神反应差,嗜睡状态,咽充血,双侧巴宾斯基征可疑阳性。

4.辅助检查特点　①血常规白细胞不高,分类淋巴细胞比例偏高,CRP阴性;胸片心肺膈未见异常。②脑电图:全导可见阵发高幅慢波。③脑脊液生化常规均正常。

(二)诊断过程

病毒性脑炎常急性起病,一般多有上呼吸道感染病史或前驱传染病如麻疹、水痘、腮腺炎等。主要症状为发热、头痛、复发、不同程度的意识障碍和颅内压增高。儿童可能会经历各种程度的变化,如嗜睡、昏迷、无意识,甚至其他不正常状态。体征少数可有一侧或局限性体征。脑脊液90%正常,脑电图90%异常,病毒性脑炎的脑电图常显示非特异性弥散性高波幅慢节律,可见有局灶性痫性放电。本患儿急性起病,表现发热伴抽搐,查体精神反应差,嗜睡状态,咽充血,双侧巴宾斯基征可疑阳性,查血常规白细胞不高,分类淋巴细胞比例偏高,CRP阴性;胸片心肺膈未见异常。脑电图:全导可见阵发高幅慢波,脑脊液生化常规均正常。根据以上病例特点,初步诊断为病毒性脑炎。

(三)鉴别诊断

1. 结核性脑膜炎　患儿无结核接触史,左上臂可见卡疤,胸片未见典型肺结核表现,不支持结核性脑膜炎的可能。

2. 颅内肿瘤　小儿颅内肿瘤好发于脑中线部位及颅后窝。常引起脑脊液循环障碍,颅内压明显增高,但局限性神经系统损害症状较少见。脑脊液细胞学有时可见髓母细胞。头颅 CT 或 MRI 影像学检查有助诊断。

3. 瑞氏综合征　急性脑病表现,脑脊液无明显异常,但肝功能明显异常。

(四)治疗

1. 一般治疗　注意监测生命体征、意识状态,补液,保持水、电解质和酸碱平衡。

2. 止惊治疗　患儿入院后 2 h 再次出现抽搐,表现同前,立即给予 10% 水合氯醛 15 mL 灌肠,约 10 min 后抽搐停止。以后未再抽搐。

3. 抗病毒治疗　儿童病毒感染、中枢系统病毒感染多呈自限性经过,病毒性感染用抗生素无效,要防止滥用抗生素预防细菌感染。中枢系统病毒感染治疗以对症处理为主,可选用阿昔洛韦 5 mg/(kg·次),每 8 h 1 次。

4. 保护脑功能治疗　给予能量合剂(细胞色素 15 mg、辅酶 A 50 U、ATP 20 mg/次)、胞二磷胆碱(0.25 g/次)。入院 3 d 后患儿热退,精神渐好转,治疗 2 周,复查脑电图基本正常,出院。

三、临床讨论与分析

病毒性脑炎是指多种病毒引起的颅内急性炎症,若病变主要影响大脑实质,以病毒性脑炎为临床特征。发病严重,主要表现为发热、反复心律失常、不同程度的厌食症和颅内压增高。惊厥通常以全身性癫痫发作的形式出现,但也可能有局灶性癫痫发作,严重事件表现为常规发作状态。儿童可能会经历各种程度的变化,如睡眠、嗜睡、无意识、昏迷,甚至其他不正常的表现。如果有气道压力不规则或双侧瞳孔大小不相同的儿童,应考虑高血压脑出血合并脊髓损伤的可行性。一些儿童还出现偏瘫或腿部瘫痪的症状。

（一）病因

多种病毒可引起此类表现,在实际操作中,只有大约 1/4 的中枢神经系统疾病可以被鉴定为致病性病毒感染,其中 80% 是肠道病毒感染;还有是虫媒病毒、腺病毒、单纯疱疹病毒、腮腺炎病毒等感染。然而,最大的问题是由单纯疱疹病毒引起。在病毒性脑炎（有时称为急性结膜脑炎）的动脉中很容易发现含有感染抗原的包涵体,这种脑炎通常伴有惊厥发作和健忘,死亡率很高。

（二）病理

脑实质扩张、充血、水肿伴淋巴细胞和浆细胞浸润。可见肿瘤细胞分布于小血管周围的袖状区域,动脉周围的血管引起阻塞、坏死和髓鞘破裂。病理变化通常是弥漫性的,可能局限于某些脑叶。

（三）临床表现

1. 主要症状　发热、不同程度的意识障碍、颅内压增高。大多数癫痫发作是完全的,但也可能有局灶性癫痫发作,严重的患者表现为常规的癫痫发作状态。儿童可能会经历各种程度的变化,如睡眠、嗜睡、无意识、昏迷,甚至其他不正常的状态表现。如果有气道压力不规则或不相容的学生,应考虑高血压脑出血合并脊髓损伤的可行性。一些儿童还出现偏瘫或腿部瘫痪的症状。

2. 特殊情况

（1）在诊断伴有或不伴有发热的复发性癫痫期间,一些儿童病变通常涉及大脑皮层的运动区。大多数病例是全身性或局灶性强直-阵挛或阵挛性发作,而有些病例被认为是肌阵挛发作或强直-阵痛性发作。严重癫痫在所有情况下都可能发生。

（2）如果脑病变主要涉及额叶底部及其叶边缘系统，患者主要表现为心理和情绪异常，如躁狂、幻觉、失语症，以及定向障碍、编号和记忆障碍，伴有或不伴有发热。许多疾病都会导致这种现象，但单纯疱疹病毒感染是最严重的。在病毒性脑炎的动脉中很容易发现器官相关病毒抗原，有时称为急性结膜脑炎，常伴有惊厥发作和健忘，死亡率很高。

（四）治疗

目前尚无特效抗病毒制剂，主要采取综合治疗措施。

1. 一般治疗与护理

（1）卧床休息，供给足够的热量和营养，保持水、电解质平衡，不能进食者应予鼻饲。

（2）降温：高热者可用物理或药物降温。

（3）控制惊厥：可用地西泮、水合氯醛、苯巴比妥等。地西泮 0.3～0.5 mg/kg 缓慢静脉注射，1 mg/min，注意避免出现呼吸抑制。

（4）减轻脑水肿：可用 20% 甘露醇与呋塞米交替使用。

2. 抗病毒治疗

（1）阿昔洛韦是一种高效广谱的抗病毒药，可阻止病毒 DNA 的合成，对疱疹病毒感染有较高的疗效，用量为 30 mg/（kg·d），每 8 h 静脉滴注 1 次，疗程 10～14 d。

（2）利巴韦林能通过血-脑脊液屏障，对 RNA 和 DNA 病毒均有较强作用，毒副反应较小，常用于治疗肠道疾病所致的病毒性脑炎，10～15 mg/（kg·d）静脉滴注。

3. 免疫治疗　免疫球蛋白：对于严重病毒感染者，可采用静脉用免疫球蛋白或血浆输注。

参考文献

[1] 董俊玲,顾婷婷,梁洪见.实用儿科疾病诊疗[M].北京:科学技术文献出版社,2020.

[2] 高玉.临床儿科疾病诊治[M].北京:科学技术文献出版社,2019.

[3] 葛兴净.儿科疾病中西医结合治疗[M].上海:上海交通大学出版社,2022.

[4] 顾东英.实用临床儿科疾病诊疗[M].西安:西安交通大学出版社,2016.

[5] 黄春华.儿科疾病诊疗与救护[M].长春:吉林大学出版社,2019.

[6] 李良辉.儿科疾病诊疗指南[M].天津:天津科学技术出版社,2022.

[7] 凌春雨.儿科疾病应用与进展[M].天津:天津科学技术出版社,2020.

[8] 刘小虎.现代儿科疾病诊治[M].长春:吉林科学技术出版社,2019.

[9] 罗玉龙.现代儿科疾病诊治精要[M].上海:上海交通大学出版社,2022.

[10] 戚晓红.实用儿科疾病诊治[M].上海:上海交通大学出版社,2020.

[11] 邵征洋.儿科疾病诊疗进展[M].上海:上海交通大学出版社,2022.

[12] 孙聪玲.临床儿科疾病诊疗学[M].西安:西安交通大学出版社,2016.

[13] 王艳霞.儿科疾病诊断要点[M].长春:吉林科学技术出版社,2020.

[14] 吴春美.实用临床儿科疾病诊疗[M].上海:上海交通大学出版社,2020.

[15] 苑金美,王俊峰,李莉.临床儿科疾病诊治[M].长春:吉林科学技术出版社,2020.

[16] 张慧儒,卢敏芳,李艳红.实用儿科疾病诊断与治疗[M].上海:上海交通大学出版社,2018.

[17] 张锐.儿科疾病预防与治疗[M].上海:上海交通大学出版社,2020.

[18] 张小敏.儿科疾病诊治常规[M].北京:科学技术文献出版社,2023.

[19] 赵庆鹏.儿科疾病诊治技术[M].长春:吉林科学技术出版社,2019.

[20] 周晓波.儿科疾病诊疗新思维[M].长春:吉林大学出版社,2022.